INTRODUCTION

Le massage aromatique est avant tout un grand moment de bien-être. Décontracter, dénouer les muscles, améliorer la circulation sanguine et lymphatique, réduire la tension nerveuse, le massage sait tout faire, ou presque.
Masser, cela signifie toucher (du verbe arabe *mass*) et ce que l'on touche pendant le massage, c'est d'abord la peau.
La peau, cet extraordinaire messager, organe sensoriel aux milliers de récepteurs nerveux sous-cutanés qui transmettent au cerveau les perceptions du toucher : froid, chaleur, douleur, plaisir. La peau qui recouvre tout notre corps et qui le révèle. La peau qui trahit nos problèmes, notre âge, nos abus qu'ils soient de soleil, de tabac ou d'alcool. La peau qui nous protège de toutes les agressions extérieures et qui défend notre capital vie.

De tous temps, les hommes ont été sensibles à l'entretien de leur peau et aux bienfaits du massage. Déjà les Egyptiens, les Romains, les Grecs avaient recours aux massages aromatiques pour embellir leur peau après le bain ou préparer leurs muscles avant le sport. Un geste aussi naturel que celui de s'alimenter ou de se reposer, et un extraordinaire moyen de communiquer. Dans le monde entier, chez les peuples de tous les continents, le massage est à l'honneur, synonyme d'apaisement et de stimulation du corps. Les mères indiennes et asiatiques massent quotidiennement leurs bébés avec des huiles aromatiques ou de coco. Les mères *inuit* (Grand Nord américain) les massent avec des huiles de poisson ou de phoque. Mais le massage n'est pas réservé qu'aux enfants. Toute la famille en bénéficie. En Afrique, on se masse la peau et les cheveux à l'huile de coco pour stopper les effets néfastes du soleil et pour se garder en bonne santé. En Polynésie, la vie quotidienne ne se conçoit pas sans huile de monoï pour la beauté de tous, petits et grands. En Chine, au Japon, on se masse pour apaiser les tensions, soulager les douleurs, et la réflexologie plantaire se pratique en famille. Dans leur sagesse, tous ces gens si différents les uns des autres ont compris que la peau est un organe vital qui mérite toute notre attention et notre respect. La qualité de la peau n'est-elle pas le reflet de notre santé et ne dit-on pas familièrement « être bien dans sa peau » ?
Dans notre monde occidental, le confort de la salle de bains où l'eau coule à flots tous les jours, le rituel quotidien de l'hygiène corporelle a pris de l'importance en même temps que s'est développée une consommation nouvelle et croissante de produits d'hygiène et de beauté. Mais une peau propre, lavée et séchée est avant tout une peau assoiffée, une peau qu'il faut nourrir par des soins quotidiens pour conserver et renforcer toutes ses propriétés.

L'hygiène corporelle et les soins du corps sont aujourd'hui l'apanage des grands parfumeurs et des laboratoires cosmétologiques qui proposent une large gamme de produits pour la beauté de la peau et du corps. Il est vrai que, si hier on parlait de nettoyer la peau, on pense aujourd'hui davantage à respecter l'écologie de la surface cutanée. Quelle valeur accorder à toutes ces potions dites magiques qui par l'attrait de leur emballage et de leurs marques devenues célèbres à grand renfort de publicité, ont depuis longtemps pris la place de produits sains et véritablement efficaces ?

Mais que sont les Huiles Essentielles ?
Les Huiles Essentielles sont une association complexe de substances aux multiples propriétés que la nature a élaborées patiemment avec toute la perfection et la beauté dont elle est capable pour servir à l'action thérapeutique. Judicieusement associées et bien dosées, les Huiles Essentielles contribuent à l'efficacité véritable des produits dans la composition desquels elles entrent.
La peau, riche d'un réseau complexe de milliers de capillaires, a le pouvoir d'absorber les Huiles Essentielles. Ces dernières la régénèrent, la revitalisent, la protègent du vieillissement prématuré, aggravé par les agressions et le stress de la vie moderne. Associées à des huiles végétales naturelles, elles apportent à la peau tous les nutriments nécessaires à son élasticité, à sa souplesse et à son éclat. Une véritable réénergisation, une remise à neuf du corps dans son intégralité.

Toucher notre peau nous amène à une meilleure connaissance de notre propre sensibilité et procure de réels bienfaits aussi bien physiques que psychologiques. Le massage est vécu comme un véritable partage, un dialogue avec soi-même, un état des lieux de tout notre corps qui nous rend compte du bleu que nous nous sommes fait sur cette partie de la cuisse la veille, de cette cheville encore douloureuse, de ce grain de beauté sur l'épaule droite. Peu à peu nous apprenons à mieux nous connaître, et à reconnaître le physique qui nous appartient et que nous construisons jour après jour. Et puis se connaître mieux, c'est déjà accepter mieux le monde alentour, ce qui souvent nous fait défaut.

À LA DÉCOUVERTE DU MONDE AROMATIQUE

Tout le monde, ou presque, connaît l'existence des Huiles Essentielles. Peu de personnes, pourtant, sont capables d'en donner une définition précise. Il n'est donc pas inutile de définir ce qu'est le monde aromatique.

Quelques définitions

Plante aromatique

Est dite aromatique une plante qui contient des molécules aromatiques ou odorantes dans un ou plusieurs de ses organes producteurs (o.p.) : feuilles, fleurs, fruits, graines, écorce, racines… Si elle en possède une quantité suffisante, elle peut être distillée.

Distillation

La distillation à la vapeur d'eau est le procédé à la fois le plus ancien et celui qui reste le mieux adapté à l'extraction des essences, surtout si elles doivent être utilisées à des fins thérapeutiques. Pour être distillées, les plantes sont mises dans un alambic *(voir schéma)* : sous l'effet du feu l'eau s'y transforme en vapeur, celle-ci passe à travers les plantes, se volatilise et entraîne les molécules aromatiques puis se recondense dans le serpentin réfrigérant. A la sortie de l'alambic un essencier ou vase florentin sépare l'Huile Essentielle qui flotte à la surface de l'eau de distillation, c'est-à-dire l'hydrolat, de densité supérieure donc d'un poids plus élevé (sauf dans le cas de quelques Huiles Essentielles comme celle de Girofle, très lourde, où c'est l'inverse).

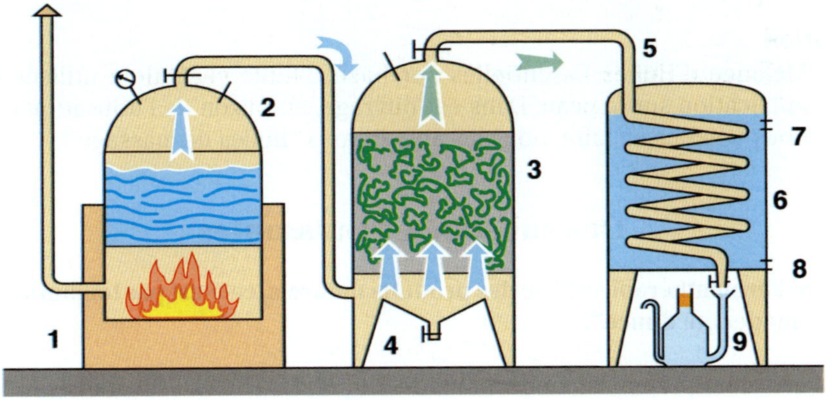

1. Foyer - 2. Chaudière - 3. Vase à fleurs - 4. Vidange de condensation - 5. Col de cygne - 6. Réfrigérant avec serpentin 7. Sortie d'eau chaude - 8. Arrivée d'eau froide - 9. Essencier servant à la décantation de l'essence et de l'hydrolat

Essence

C'est une substance aromatique naturelle que sécrète la plante dans ses organes producteurs. Pour les zestes d'agrumes, elle est directement extraite par expression. Pour être exact, on parle ainsi d'essence de Citron et non d'Huile Essentielle de Citron, car elle n'a pas été distillée.

Huile Essentielle (HE)

C'est, avec l'hydrolat aromatique, le résultat de la distillation à la vapeur d'eau des plantes ou arbres aromatiques pour en extraire l'essence. L'Huile Essentielle est donc l'essence distillée.

Une essence et une Huile Essentielle sont deux substances différentes tant en nature qu'en composition, notamment en raison des modifications biochimiques que subit l'essence au cours de sa distillation.

Toutefois dans l'usage courant le terme « essence » est souvent utilisé pour parler d'une Huile Essentielle. Enfin, contrairement à ce que son nom laisserait supposer, une Huile Essentielle pure et naturelle ne contient aucun corps gras, étant uniquement constituée de molécules aromatiques volatiles.

Hydrolat aromatique (HA)

L'hydrolat est l'eau distillée (vapeur d'eau recondensée) que l'on sépare de l'Huile Essentielle à la sortie de l'alambic. Elle est plus ou moins aromatisée selon les plantes distillées car elle se charge de molécules aromatiques hydrosolubles au cours de la distillation. Les composés aromatiques des Huiles Essentielles représentent moins de 5%.

Complexe aromatique

Il s'agit d'un mélange d'Huiles Essentielles pures.

Lotion

Mélange d'Huiles Essentielles sur base d'huile végétale à utiliser en application sur la peau. Dans cet ouvrage, en raison de l'utilisation que nous voulons en faire, nous les appellerons "huiles de massage".

Des substances puissantes

➤ **Si l'aromathérapie utilise des produits naturels, ce n'est pas toujours une "médecine douce".**

Malgré leurs parfums chauds, doux ou fleuris, les Huiles Essentielles et les essences sont des substances extrêmement puissantes ; elles doivent donc être utilisées avec précaution. "Naturel" ou "biologique" ne sont pas synonymes d'inoffensif !

➤ **Aussi aromathérapie et automédication, c'est possible, mais prudence !**

On peut soi-même, en ayant une certaine connaissance des Huiles Essentielles, soigner quelques petits maux quotidiens. Mais seul un médecin aromathérapeute confirmé est habilité à prescrire certains traitements pour des maladies importantes, et ce en fonction de chaque patient.

Où et comment acheter de bonnes Huiles Essentielles

Vous pouvez vous procurer des Huiles Essentielles dans un grand nombre de pharmacies et de magasins diététiques.
Attention : toutes ne sont pas équivalentes en qualité, loin s'en faut. La majeure partie des Huiles Essentielles actuellement disponibles sur le marché ne sont pas qualitatives : elles sont soit coupées avec d'autres substances, soit rectifiées, déterpénées, adultérées, soit encore en partie synthétiques, et la plupart du temps insuffisamment définies. L'utilisateur se retrouve donc avec un produit très aléatoire n'offrant aucune garantie quant à son origine et à ses potentialités thérapeutiques.
C'est pour cette raison qu'il est important de vous procurer des Huiles Essentielles botaniquement et biochimiquement définies (H.E.B.B.D.).

La mention H.E.B.B.D. sur un flacon
d'Huile Essentielle
constitue votre assurance qualité.

Une Huile Essentielle H.E.B.B.D. définit trois critères fondamentaux sur l'origine et la nature exacte des Huiles Essentielles :
- l'espèce botanique exacte, en latin pour éviter les confusions,
- l'organe producteur (feuilles, fleurs, etc.),
- la spécificité biochimique, variable selon l'époque et le lieu de récolte.

1. L'espèce botanique exacte

Le flacon d'Huile Essentielle que vous achetez doit tout d'abord mentionner l'espèce botanique exacte de la plante distillée, sous son nom latin, selon la nomenclature internationale, pour éviter l'imprécision fréquente des appellations populaires ainsi que le nom du genre et le qualificatif de la variété. Le terme Lavande, par exemple, est insuffisant car il y a plusieurs espèces de Lavande dont on extrait des Huiles Essentielles différentes.

Le nom complet se compose donc :
- **du genre.** Ex : Lavandula
- **d'une épithète qualificative.** Ex : vera, spica, hybrida…
- **et parfois de la variété ou autre,** si elle existe. Ex : var. fragrans, clone abrialis, etc.

On obtient ainsi l'espèce botanique exacte : Lavandula vera (en français : Lavande vraie), Lavandula hybrida clone abrialis (en français : Lavandin), etc.

L'Eucalyptus, autre exemple, comprend plusieurs centaines d'espèces et de variétés qui ne sont d'ailleurs pas toutes aromatiques. Les diverses Huiles Essentielles d'Eucalyptus présentent de grandes différences de composition et donc d'action thérapeutique. Acheter une Huile Essentielle d'Eucalyptus sans autre précision est donc aussi aléatoire et dangereux que de préparer une omelette aux champignons sans les connaître !

➤ *Lorsque nous utilisons les noms français dans cette brochure, ils correspondent à l'espèce botanique présentée dans ces pages (ex : Cyprès = Cupressus sempervirens).*

2. L'organe producteur (o.p.)

L'étiquette doit également mentionner l'organe producteur (o.p.) car si certaines espèces sont distillées en « plante entière » comme la Menthe poivrée (Mentha piperita) ou le Romarin (Rosmarinus officinalis), d'autres produisent plusieurs Huiles Essentielles différentes selon l'organe distillé.
L'Oranger amer par exemple, Citrus aurantium var. amara, fournit deux Huiles Essentielles, l'une à partir de ses feuilles (Petit Grain Bigarade) et l'autre, plus rare et plus finement parfumée, à partir de ses fleurs (Néroli Bigarade), ainsi qu'une essence extraite de l'écorce des zestes de ses fruits.
Ces trois substances aromatiques sont très différentes quant à leur composition, leur parfum, leurs propriétés thérapeutiques… et leur prix !

3. La spécificité biochimique (s.b.)

On sait aujourd'hui qu'en fonction du pays, du sol, du climat, de l'altitude, etc., une même plante élabore des essences différentes aux propriétés bien déterminées.
On appelle spécificité biochimique la molécule aromatique dont la variation de concentration induite par le biotope est révélatrice des propriétés thérapeutiques de l'Huile Essentielle considérée. Ce n'est pas obligatoirement le composant majoritaire de l'Huile Essentielle.

Prenons l'exemple familier du Romarin : selon qu'il est récolté au Maroc, en Provence ou en Corse, il produit trois Huiles Essentielles aux propriétés très différentes. Celui du Maroc a une proportion plus élevée d'oxydes (1,8 cinéole, appelé aussi eucalyptol), d'où une action remarquable au niveau broncho-pulmonaire ; celui de Provence est riche en camphre (20-30%) et possède des propriétés intéressantes au niveau cardiaque. En Corse deux molécules, l'acétate de bornyle et la verbénone, sont valorisées, cette variété agissant plus particulièrement au niveau hépatique et digestif.

L'étiquette doit donc préciser selon les cas :

Rosmarinus officinalis s.b. 1,8 cinéole,
Rosmarinus officinalis s.b. camphre,
Rosmarinus officinalis s.b. acétate de bornyle, verbénone.

Cette précision est fondamentale car si l'essence de Romarin est réputée pour son action sur le foie et la vésicule biliaire, c'est surtout vrai pour la spécificité à acétate de bornyle, verbénone, tandis que celle à camphre peut au contraire être toxique pour le foie ! Celui qui achète une Huile Essentielle sans spécificité biochimique risque alors d'obtenir des effets inverses à ceux désirés et serait tenté de conclure que l'aromathérapie est inefficace, voire dangereuse.

Exigez désormais une Huile Essentielle botaniquement et biochimiquement définie (H.E.B.B.D.) avec la précision des critères qualitatifs mentionnés ci-dessus ; vous aurez ainsi l'assurance de l'origine, de la composition et du contrôle de vos produits ainsi qu'une garantie d'efficacité sans effets secondaires inattendus.

La bonne utilisation des Huiles Essentielles

Il existe quatre manières principales d'utiliser les Huiles Essentielles en aromathérapie : on peut les absorber par voie atmosphérique, cutanée, orale ou rectale.
Selon la composition biochimique et les applications thérapeutiques de chaque Huile Essentielle, il est possible d'en déterminer les moyens d'absorption privilégiés et ceux qui doivent être proscrits ; en effet, il faut savoir que certains composants biochimiques sont irritants ou toxiques soit pour les muqueuses cutanées ou respiratoires, soit pour le foie ou encore le système nerveux.

En règle générale, les Huiles Essentielles étant des substances très actives et très puissantes, il n'est pas nécessaire d'en utiliser des quantités importantes qui peuvent au contraire s'avérer irritantes.

Voici quelques indications générales sur chacun des principaux modes d'absorption.

1. La voie orale

Les Huiles Essentielles sont ici absorbées par le système digestif. L'idéal est de les prendre sur un support tel qu'un comprimé neutre (Buka 1000*) ou incorporées à un gel de silice dans des gélules exécutées sur prescription médicale par un pharmacien.

S'il n'existe pas de règle absolue concernant les quantités à absorber, 1 à 2 gouttes s'avèrent déjà efficaces et il n'est habituellement pas nécessaire d'aller au-delà de 6 gttes/jour (2 gttes, 3x/jour), sauf de façon momentanée pour une maladie aiguë comme une infection, par exemple, où le dosage établi par un aromathérapeute compétent peut commencer par 12 gttes/jour.

Dans tous les cas, il est recommandé de respecter les dosages indiqués par le médecin, et en automédication de ne jamais dépasser 6gttes/jour.

➤ ***Attention :*** *ne donnez jamais d'Huiles Essentielles phénolées à vos enfants en automédication (exemples : Sarriette, Thym, Girofle, etc.)*

2. La voie rectale

L'administration de suppositoires permet également une absorption efficace et rapide des Huiles Essentielles, du fait de la grande perméabilité des veines du rectum. Cette voie est la plus pratique pour les enfants et les nourrissons pour lesquels elle permet une administration plus facile des Huiles Essentielles, en particulier lors de pathologies aiguës. Elle est également très utile pour les personnes qui ne peuvent pas absorber d'Huiles Essentielles par voie orale (intolérance aux odeurs, fragilité des muqueuses digestives, etc.)

➤ *Les formules de suppositoires sont établies par le médecin aromathérapeute et réalisées par un pharmacien spécialisé. Il ne s'agit pas là d'automédication.*

3. La diffusion atmosphérique

Un certain nombre d'Huiles Essentielles sont particulièrement indiquées pour leur parfum agréable, tonique ou apaisant et c'est tout l'art de l'aromathérapeute de savoir les associer dans un complexe équilibré à des fins thérapeutiques. Il est recommandé d'utiliser ces complexes dans des diffuseurs spécialement étudiés qui ne chauffent pas les Huiles Essentielles et qui diffusent les particules micronisées afin que les molécules aromatiques parfument l'atmosphère de la pièce et non le napperon sur lequel est posé le diffuseur.

➤ ***Attention :*** *toutes les Huiles Essentielles ne sont pas bonnes à diffuser. Ne pas mettre dans un diffuseur des Huiles Essentielles à phénols (ex : Sarriette, Thym, Girofle, etc.) qui sont irritantes pour la muqueuse respiratoire.*

4. La voie cutanée

La voie cutanée est souvent négligée par les thérapeutes, notamment en France, contrairement aux Anglo-Saxons qui l'apprécient particulièrement. Pourtant, la voie externe, qui utilise la peau comme véhicule d'un complexe thérapeutique, est intéressante à plusieurs points de vue :
- les autres voies ont leurs limites car elles se heurtent aux goûts du patient, à sa culture, à l'inconfort de la prise à long terme (et ce, pour les suppositoires en particulier) ;
- certaines Huiles Essentielles ne s'utilisent que par voie percutanée : citons par exemple la Lavandula vera dont le "génie thérapeutique" ne se prête guère à la voie buccale, encore moins rectale ;
- certaines situations dites d'inconfort ne trouvent de solution thérapeutique que par voie externe. Prenons l'exemple des pieds : pour soulager une transpiration excessive et malodorante, on recherche avant tout l'efficacité d'un produit local ;
- la peau elle-même (entre 1 et 2 m^2 de surface, 1 et 4 mm d'épaisseur et 3 kg de poids) est un vecteur naturel efficace des principes actifs contenus dans les Huiles Essentielles et les huiles végétales. Le derme, en effet, contient un réseau très étendu de capillaires sanguins et lymphatiques, ce qui permet aux huiles de massage d'avoir une action locale mais aussi régionale.

En conclusion, on peut affirmer que la voie cutanée est très importante en aromathérapie. En effet, elle permet de marier en un seul complexe différentes Huiles Essentielles, avec une ou plusieurs huiles végétales, jusqu'à obtenir un véritable soin aromatique complet, agréable et bien ciblé. Par ailleurs, cette voie n'est pas du tout incompatible avec un traitement complémentaire par voie interne, si le thérapeute le juge utile.

AVERTISSEMENT

➤ **Les Huiles Essentielles ne se dissolvent pas dans l'eau !**
Si vous en versez dans un bain, elles flottent à la surface et risquent de provoquer des irritations ou brûlures cutanées. Divers auteurs proposent toutes sortes de « recettes » (mélange avec jaune d'œuf, lait en poudre, etc.) pour incorporer les Huiles Essentielles aux bains.
Le mieux selon nous est d'utiliser un excipient permettant la mise en suspension des Huiles Essentielles dans l'eau, tel qu'il y en a dans les bains aux essences naturelles que commercialisent quelques laboratoires d'aromathérapie, notamment l'excellent laboratoire PhytoSun'Arôms. Renseignez-vous auprès de votre détaillant.

PRÉCAUTIONS D'EMPLOI

Les Huiles Essentielles sont des substances très actives, dont l'utilisation réclame certaines précautions :

➤ Ne laissez pas de flacons d'Huiles Essentielles à portée des enfants : rangez-les avec précaution.

➤ N'utilisez pas n'importe comment une Huile Essentielle que vous ne connaissez pas. Respectez scrupuleusement les voies d'absorption indiquées. Les Huiles Essentielles phénolées (Thym, Sarriette, Girofle...) par exemple, ne doivent pas être appliquées pures sur la peau et les muqueuses, ni dans un diffuseur car elles sont très irritantes.

➤ Si accidentellement vous vous mettez de l'Huile Essentielle dans l'œil, n'utilisez pas d'eau pour vous rincer, mais une l'huile végétale : prenez la première que vous avez sous la main, cela calmera peu à peu l'inflammation.

➤ En cas d'absorption d'une quantité importante d'Huile Essentielle par un enfant ou un adulte (1 flacon de 5 ml, par exemple), contactez immédiatement le Centre anti-poisons le plus proche :

Paris : 01. 40.37.04.04
Lyon : 04.78.54.14.14
Marseille : 04.91.75.25.25.

RÔLE ET PERMÉABILITÉ DE LA PEAU AUX HUILES ESSENTIELLES

La peau, merveille anatomique

La peau est bien plus qu'une simple membrane imperméable recouvrant la surface du corps, définition qu'en donnent certains dictionnaires.
C'est un organe essentiel à la vie, remplissant de nombreuses fonctions vitales :

Un rôle de protection face aux agressions :
- par des agents chimiques, de la pollution atmosphérique aux cosmétiques chimiques ;
- par des agents infectieux (la peau est une barrière sélective intelligente) ;
- par des agents thermiques, grâce à la transpiration. Attention donc à la déshydratation cutanée.

Un rôle d'émonctoire
La peau participe en effet à l'élimination des déchets résultant du métabolisme par la sudation d'une part - la sueur ayant une composition proche de l'urine et, d'autre part, par la perspiration, éliminant du CO_2 et participant à la régulation du pH de l'organisme.

Un rôle respiratoire, bien connu et vital.

Un rôle nutritionnel moins connu, par l'absorption d'oligo-éléments, l'absorption de substances médicamenteuses (par exemple, les patchs à visée hormonale), l'apport de vitamines (cosmétique naturelle) ou des substances qui font la richesse de la mer (thalassothérapie).

Un rôle informatif
Elle est l'organe majeur du toucher, participant ainsi à des échanges d'une autre nature : elle reçoit une nourriture affective par le contact et est capable de donner des caresses, de transmettre chaleur et douceur.

Impliquée dans l'équilibre des échanges thermiques, hydriques, respiratoires, nutritifs et affectifs, la peau participe à un bon équilibre immunitaire.

La peau est aussi révélatrice du milieu intérieur. C'est un miroir, utilisé comme méthode de diagnostic en Chine, un miroir de nos émotions quand la peau rougit dans certains contextes émotionnels, un miroir du terrain, de la vitalité et de l'état de pureté de tout notre corps.

Coupe de la peau

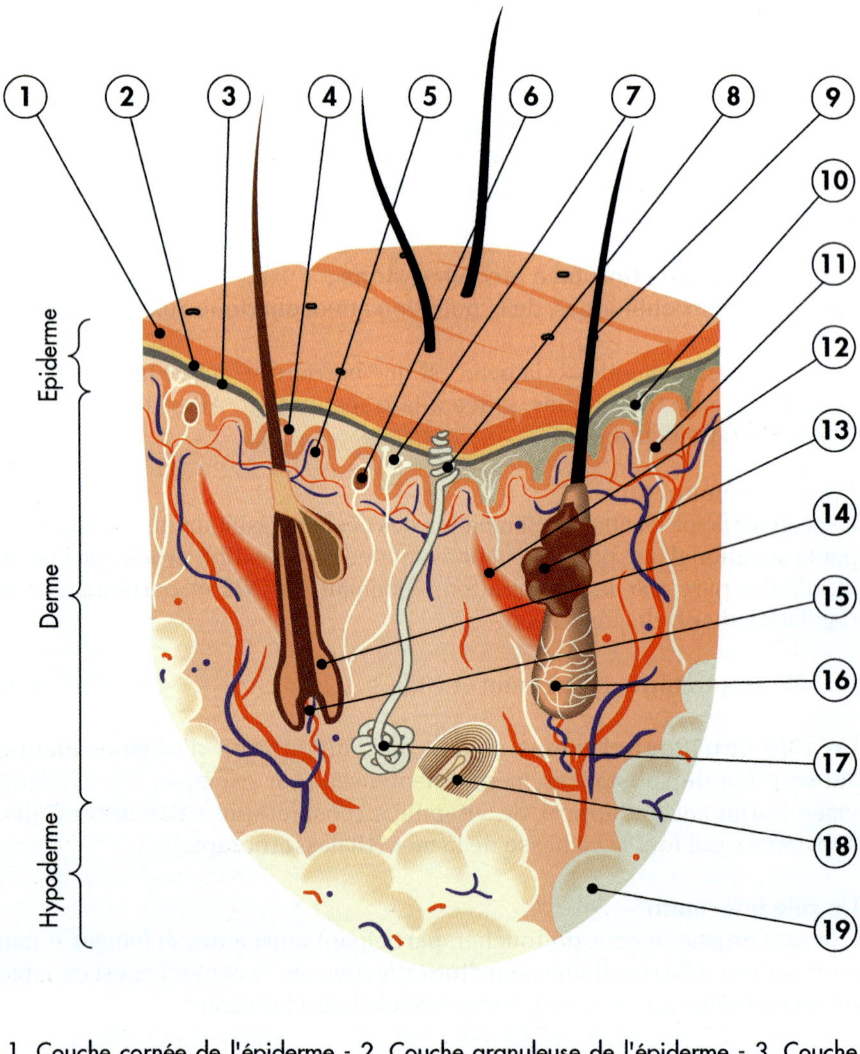

1. Couche cornée de l'épiderme - 2. Couche granuleuse de l'épiderme - 3. Couche de Malpighi - 4. Membrane basale - 5. Papille dermique - 6. Corpuscule de Meissner - 7. Disque de Merkel - 8. Pore sudoripare - 9. Poil - 10. Terminaison nerveuse libre - 11. Fibre nerveuse - 12. Muscle érecteur du poil - 13. Glande sébacée - 14. Bulbe pileux - 15. Papille pileuse - 16. Follicule pileux - 17. Glande sudoripare - 18. Corpuscule de Pacini - 19. Tissu adipeux

Des fibres nerveuses

Comment expliquer alors l'action du massage aromatique ?
Les fibres nerveuses, issues des organites sensoriels du toucher, transmettent l'information à la racine dorsale du nerf rachidien, laquelle, par l'intermédiaire des « neurones de connexion », arrive à l'encéphale, siège de la conscience.
La stimulation des chaînes sympathiques situées de part et d'autre de la colonne vertébrale a une répercussion sur l'ensemble des organes et fonctions organiques (voir schéma page 14).

La perméabilité cutanée

La perméabilité existe au niveau de la couche cornée, et au niveau du derme et de l'hypoderme.

Au niveau de la couche cornée

La présence de sébum, de cholestérol et de triglycérides au niveau de la couche cornée facilite le passage des Huiles Essentielles qui sont liposolubles alors que les substances hydrophiles pénètrent plus difficilement la barrière cutanée. La présence de lacunes anatomiques au niveau de cette couche semble faire effet de réservoir pour les Huiles Essentielles qui vont ainsi se diffuser progressivement dans l'organisme.

Au niveau du derme et de l'hypoderme

Les diverses molécules aromatiques vont se répartir dans les différentes structures anatomiques en fonction de leurs affinités. Les nombreux capillaires hypodermiques facilitent leur transport vers les organes voisins et l'organisme entier.
Les molécules aromatiques de gros poids moléculaire vont avoir tendance à pénétrer dans l'épiderme alors que les molécules les plus légères, donc plus volatiles, vont plutôt se diffuser dans l'atmosphère et être inhalées par le patient, jouant ainsi un rôle psycho-affectif par leur action sur le système sensoriel olfactif.

Impact des molécules aromatiques volatiles

Les molécules volatiles arrivent par voie atmosphérique jusqu'à la muqueuse olfactive qui transmet l'information olfactive à l'hypothalamus où celle-ci va déclencher une réaction émotionnelle et influencer les systèmes nerveux végétatif et endocrinien, puis au néo-cortex frontal, siège de la conscience (voir schéma page 15).

Aperçu de l'innervation des organes profonds

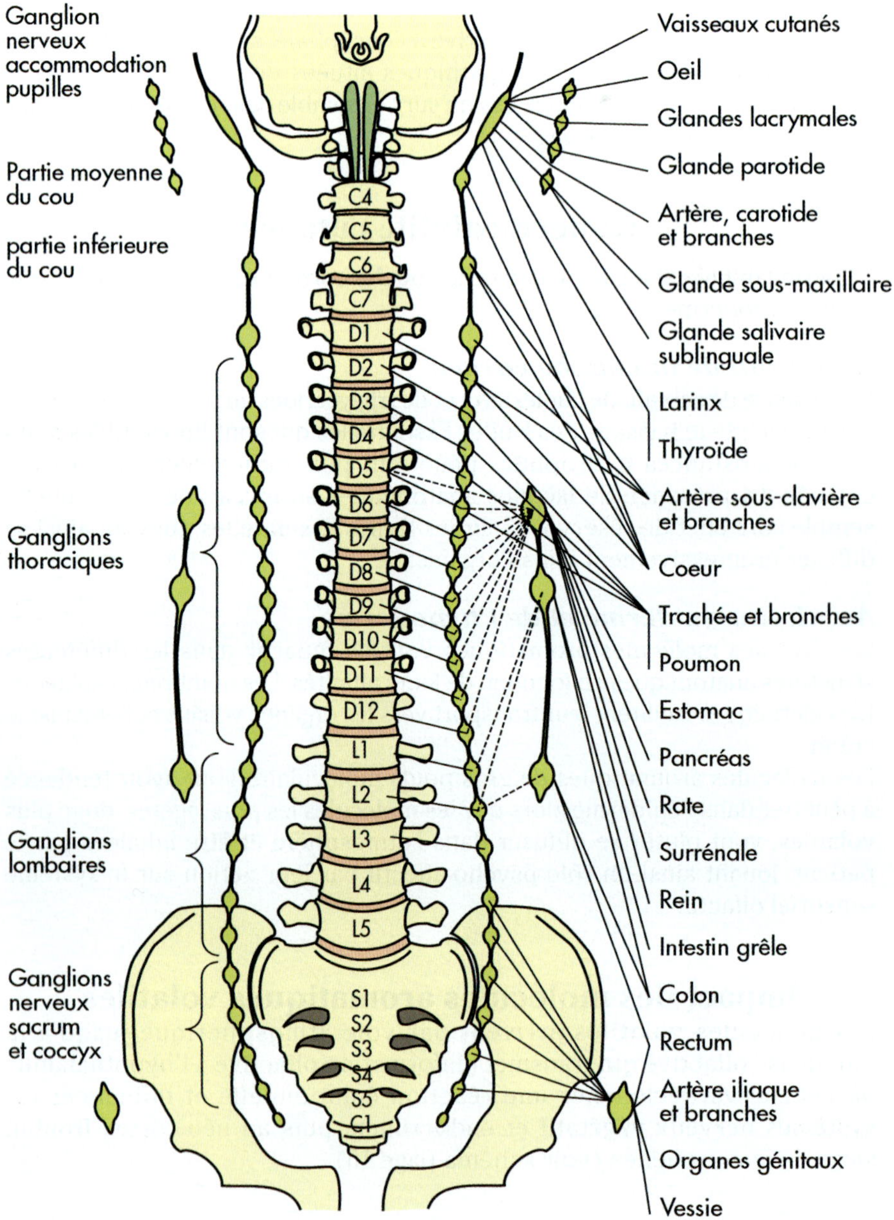

Organisation générale de la muqueuse olfactive et du bulbe olfactif

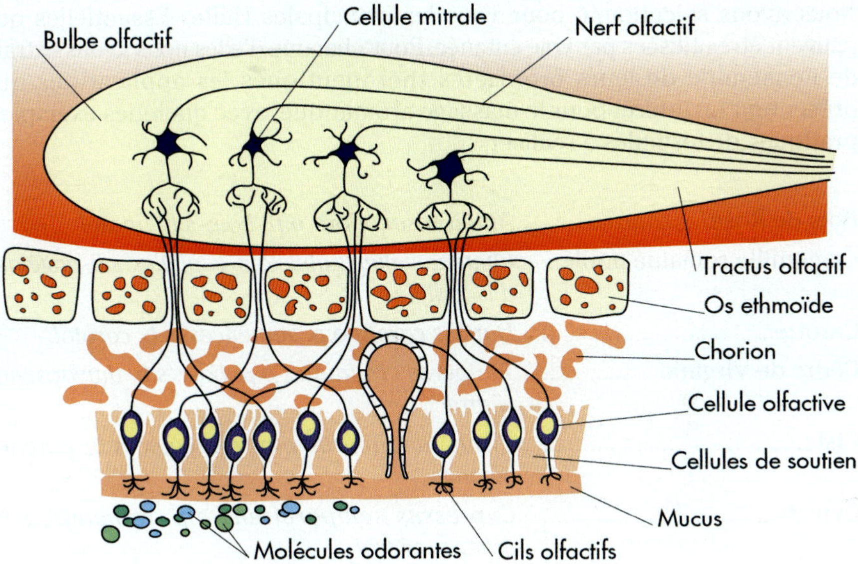

LES PRINCIPALES HUILES ESSENTIELLES UTILISÉES PAR LA VOIE CUTANÉE

Nous avons sélectionné pour vous les principales Huiles Essentielles qui peuvent être utilisées par voie cutanée. Pour chacune d'elles nous avons extrait de l'ensemble de leurs propriétés thérapeutiques les applications qui présentent un intérêt pour le massage aromatique, avec quelques exemples pratiques de formules à réaliser.

Bois de Rose ....*Aniba rosaeodora o.p. bois, s.b. linalol*

Camomille romaine noble.......*Chamaemelum nobile o.p. capitules, s.b. angélate d'isobutyle*

Carotte ....*Daucus carota o.p. semences, s.b. carotol*

Cèdre de Virginie ....*Juniperus virginiana o.p. bois, s.b. thuyopsène, cédrol*

Ciste..*Cistus ladaniferus o.p. rameaux, s.b. pinène, cétones*

Cyprès ....*Cupressus sempervirens o.p. rameaux, s.b. pinène, cédrol*

Eucalyptus globulus ....*Eucalyptus globulus o.p. feuilles, s.b. 1,8 cinéole, globulol*

Eucalyptus radiata..................*Eucalyptus radiata o.p. feuilles, s.b. 1,8 cinéole, citrals*

Eucalyptus citronné ....*Eucalyptus citriodora o.p. feuilles, s.b. citronnellal*

Gaulthérie ou Wintergreen .....*Gaultheria procumbens o.p. plante entière, s.b. salicylate de méthyle*

Genévrier ....*Juniperus communis o.p. rameaux fructifiés, s.b. α-pinène, thuyopsène*

Géranium odorant ....*Pelargonium graveolens o.p. feuilles, s.b. citronnellol, esters*

Hélichryse ou Immortelle.......*Helichrysum angustifolium o.p. sommités fleuries, s.b. curcumène, diones*

Laurier noble
ou d'Apollon............................*Laurus nobilis o.p. feuilles, s.b. 1,8 cinéole, acétate d'α-terpinyle*

Lavande aspic ....*Lavandula spica o.p. fleurs, s.b. linalol, 1,8 cinéole*

Lavande officinale....................*Lavandula officinalis culture o.p. fleurs, s.b. acétate de linalyle, linalol*

Lavandin abrial ....*Lavandula hybrida clone abrialis o.p. fleurs, s.b. linalol*

Lemon-grass ....*Cymbopogon citratus o.p. herbe, s.b. citrals*

Menthe poivrée........................*Mentha piperita o.p. plante fleurie, s.b. menthol*

Myrrhe......................................*Commiphora myrrha o.p. résine, s.b. furanoeudesmadiène*

Niaouli......................................*Melaleuca quinquenervia o.p. feuilles, s.b. 1,8 cinéole, viridiflorol*

Oranger amer
ou Petit Grain Bigarade...........*Citrus aurantium var. amara o.p. feuilles, s.b. acétate de linalyle, linalol*

Oranger fleurs ou Néroli.........*Citrus aurantium var. amara o.p. fleurs, s.b. linalol, nérolidol*

Palma Rosa ....*Cymbopogon martinii o.p. herbe, s.b. géraniol*

Ravensare ou Ravintsara........*Ravensara aromatica o.p. rameaux, s.b. 1,8 cinéole*

Romarin ....*Rosmarinus officinalis o.p. plante fleurie, s.b. 1,8 cinéole*

Tea-Tree ....*Melaleuca alternifolia o.p. feuilles, s.b. 4-terpinéol*

Ylang-Ylang...............................*Cananga odorata o.p. fleurs, s.b. germacrène D, esters*

BOIS DE ROSE

Aniba rosaeodora
o.p. bois, s.b. linalol

Famille : Lauracées
Origine : Brésil

Extraite du bois d'un grand arbre de la forêt amazonienne, cette Huile Essentielle riche en linalol (80%) est un bon tonique musculaire indiqué dans les cas de fatigue physique ; elle présente également un intérêt majeur dans l'amélioration de la circulation lymphatique.

Quelques applications thérapeutiques cutanées

- Fatigue physique, manque de dynamisme

10 gouttes + 10 gouttes de Ravensare + 10 gouttes de Romarin officinal s.b. 1,8 cinéole dans 20 ml d'HV Macadamia.
Quelques gouttes en massage du corps le matin en insistant sur les zones douloureuses.

- Drainage lymphatique

10 gouttes + 5 gouttes de Laurier noble + 10 gouttes de Palma Rosa dans 20 ml d'HV de Macadamia.
Quelques gouttes en massage sur les zones concernées (techniques du drainage lymphatique)

Observations

Malgré son nom, cette Huile Essentielle d'odeur douceâtre n'a rien de commun avec une Huile Essentielle de Rose. C'est une Huile Essentielle non irritante pour la peau, facile d'association, d'utilisation aisée, surtout par voie cutanée.

Cette Huile Essentielle devenant rare en raison d'une déforestation excessive, elle peut être remplacée par l'Huile Essentielle de *Cinnamomum camphora* o.p. feuilles s.b. linalol, très proche et aux propriétés similaires.

CAMOMILLE ROMAINE OU NOBLE

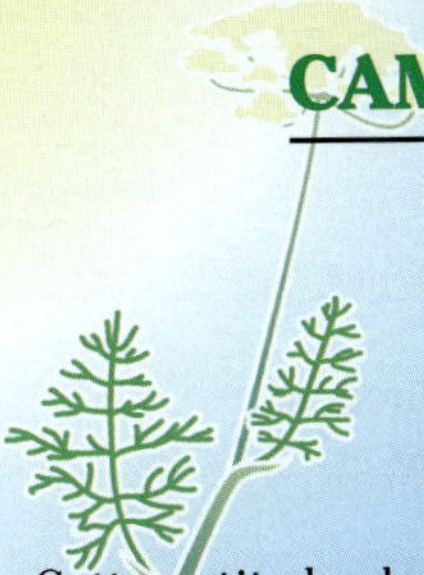

Chamaemelum nobile
o.p. capitules s.b. angélate d'isobutyle

Famille : Astéracées
Origine : France

Cette petite herbe fragile aux jolies fleurs blanches donne par distillation, avec un rendement faible (0,1%), une Huile Essentielle originale. De composition biochimique sans équivalent, elle est, parmi toutes les Huiles Essentielles, la plus riche en esters (taux supérieur à 90 %), ce qui lui confère des propriétés calmantes, rééquilibrantes et anti-inflammatoires.

Quelques applications thérapeutiques cutanées

- Anxiété des personnes hypersensibles

3 gouttes + 1 goutte d'Oranger o.p. fleurs (Néroli) + 10 gouttes de Lavande off. dans 15 ml d'HV d'Amande douce.
1 à 2 gouttes en massage du plexus solaire et de la voûte plantaire le soir au coucher.

- Raideur de la nuque, torticolis

5 gouttes + 15 gouttes de Ravensare + 10 gouttes d'Eucalyptus citronné dans 20 ml d'EL* de Millepertuis.
Quelques gouttes du mélange en massage doux puis énergique des muscles dorsaux et cervicaux.

Observations

C'est une Huile Essentielle très précieuse au parfum exceptionnel et exaltant qui n'a rien de commun avec celui d'Ormenis mixta (Camomille sauvage du Maroc) trop souvent vendue pour de la Camomille romaine. Attention au nom commun qui porte à confusion ! Il ne faut pas la confondre avec Matricaria chamomilla (Matricaire ou Camomille allemande) d'une couleur bleu-vert caractéristique, à l'odeur forte et peu agréable. L'Huile Essentielle de Camomille romaine est surtout efficace pour traiter certains troubles du système nerveux, notamment liés aux hypersensibilités émotionnelles et aux suites de chocs affectifs.

---

* Extrait lipidique (cf. p. 48)

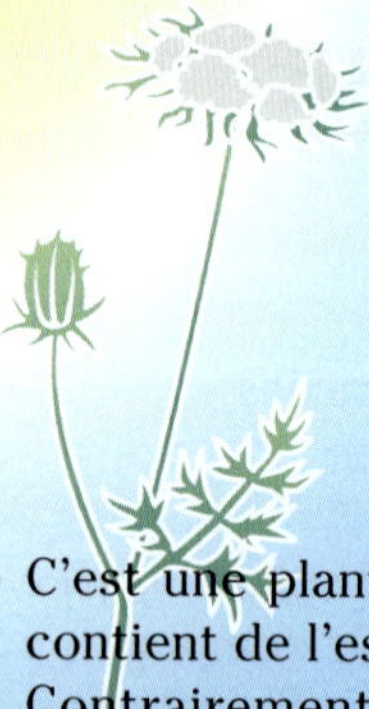

CARROTTE

Daucus carota
o.p. semences, s.b. carotol

Famille : Apiacées
Origine : Inde

C'est une plante aromatique pratiquement sans odeur mais qui pourtant contient de l'essence, poussant un peu partout sans grand souci du soleil. Contrairement aux croyances populaires, l'Huile Essentielle de Carotte provient non pas de la distillation de la racine, mais de celle des fruits épineux portés par les ombelles. De par sa richesse en carotol, elle est remarquable pour régénérer la couche basale de la peau et revitaliser l'hypoderme.

Quelques applications thérapeutiques cutanées

- Soins des peaux sèches, atones et dévitalisées (visage)

10 gouttes + 5 gouttes de Géranium + 5 gouttes d'Ylang-ylang dans 5 ml d'HV Germe de blé et 15 ml d'HV Amande douce.
Appliquer 1 à 2 gouttes du mélange sur le visage matin et soir.

- Crevasses du mamelon pendant l'allaitement

Voir HE Ciste

- Brûlures

Voir HE Lavande officinale

Observations

Essence très particulière, d'odeur douce et peu prononcée, qui devient écœurante utilisée seule. En général, l'association d'odeurs chaudes et sucrées lui convient parfaitement (Géranium, Ylang-ylang, etc.)

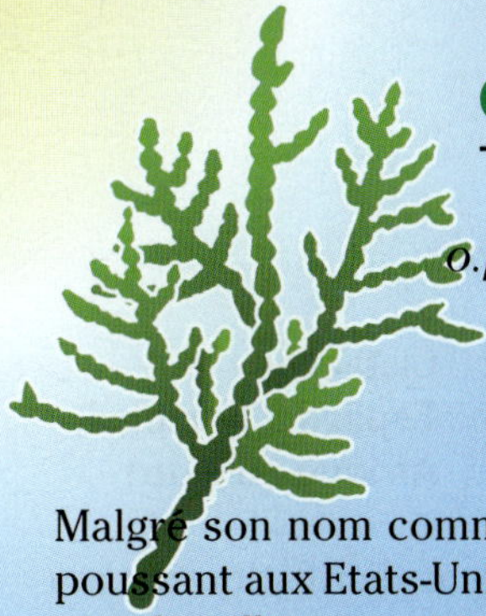

CÈDRE DE VIRGINIE

Juniperus virginiana
o.p. bois, s.b. thuyopsène, cédrol

Famille : Cupressacées
Origine : Etats-Unis

Malgré son nom commun, il s'agit d'une espèce particulière de Genévrier, poussant aux Etats-Unis. L'Huile Essentielle, extraite du bois de cet arbre de grande taille, est surtout riche en sesquiterpènes (thuyopsène), aux propriétés anti-inflammatoires, et en sesquiterpénol (cédrol), un régénérant des muqueuses. C'est également un tonique lymphatique et veineux.

Quelques applications thérapeutiques cutanées

Œdème des membres inférieurs, jambes lourdes

10 gouttes + 15 gouttes de Romarin officinal s.b. 1,8 cinéole + 10 gouttes de Cyprès dans 30 ml d'HV Macadamia.
Quelques gouttes en massage léger de la voûte plantaire, de la cheville et des jambes.

Observations

Peu connue, cette Huile Essentielle à l'odeur marquée et typique évoquant le bois, est fluide, facile d'association et agréable d'utilisation.

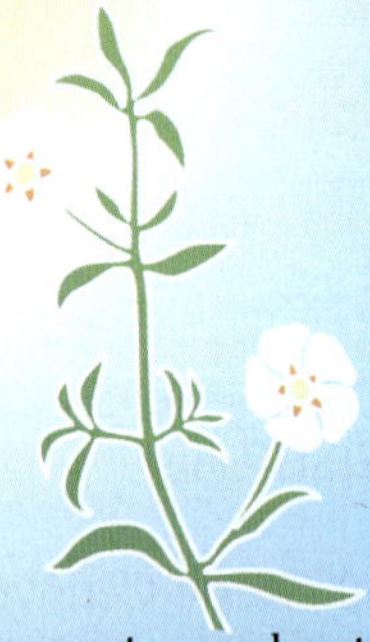

CISTE

Cistus ladaniferus
o.p. rameaux, s.b. pinène, cétones

Famille : Cistacées
Origine : Espagne, Portugal, Afrique du Nord

Poussant sur des terrains secs, cet arbuste donne, par distillation de son feuillage foncé et visqueux à l'odeur puissante et tenace, une Huile Essentielle originale, de composition très complexe et active à faible dose. Elle est réputée pour ses remarquables vertus anti-hémorragiques, cicatrisantes et astringentes.

Quelques applications thérapeutiques cutanées

- Crevasses du mamelon pendant l'allaitement

1 goutte + 2 gouttes de Carotte + 3 gouttes de Lavande officinale dans 5 ml d'HV Germe de blé.
1 à 2 gouttes en massage léger du mamelon après la tétée.

- Hémorroïdes

2 gouttes + 5 gouttes de Gaulthérie + 10 gouttes de Cyprès dans 10 ml d'EL de Millepertuis.
Quelques gouttes en application sur les hémorroïdes, plusieurs fois par jour si nécessaire.

- Soin des peaux grasses

Voir HE Géranium.

Observations

Son odeur est astringente, sèche, rémanente, et s'identifie de loin. Peu agréable, elle demande à être appréciée de par les bienfaits qu'elle procure. Attention aux falsifications avec l'Huile Essentielle de Térébenthine !

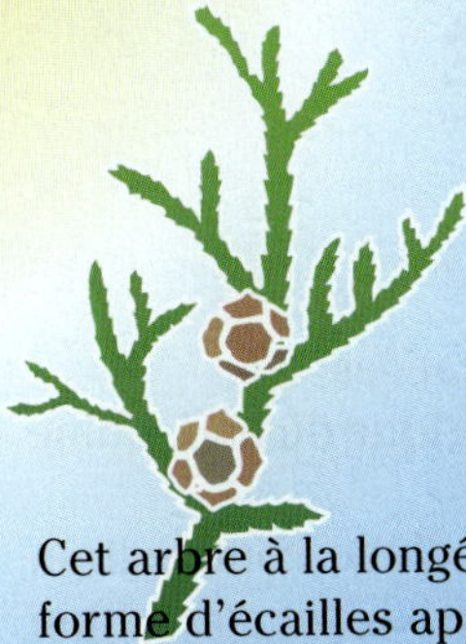

CYPRÈS

Cupressus sempervirens
o.p. rameaux, s.b. pinène, cédrol

Famille : Cupressacées
Origine : Bassin méditerranéen, culture.

Cet arbre à la longévité exceptionnelle a de petites feuilles triangulaires en forme d'écailles appliquées sur les rameaux. L'Huile Essentielle extraite de ses rameaux est surtout riche en monoterpènes (α-pinène), ce qui lui confère des propriétés décongestionnantes et restructurantes de la paroi veineuse. Grâce à ses vertus anti-inflammatoires (sesquiterpènes) et anti-spasmodiques (esters et éthers), elle s'avère être aussi un bon anti-tussif.

Quelques applications thérapeutiques cutanées

- Varices

10 gouttes + 10 gouttes de Lavandin + 10 gouttes de Romarin officinal s.b. 1,8 cinéole dans 20 ml d'HV Macadamia.
Quelques gouttes en massage doux en remontant des chevilles vers les genoux matin et soir.

- Œdème des membres inférieurs, jambes et pieds gonflés

Voir HE Cèdre de Virginie

- Hémorroïdes

Voir HE Ciste

- Toux sèches et trachéites

10 gouttes + 10 gouttes de Lavande officinale + 10 gouttes de Ravensare dans 15 ml d'HV Macadamia. Quelques gouttes en massage sur la poitrine et le cou plusieurs fois par jour.

Observations

Il existe plusieurs espèces de Cyprès ; le Cyprès bleu (Cupressus arizonica) produit une Huile Essentielle très toxique. Le Cyprès toujours vert possède une intense odeur de résine. Son parfum tonifie et procure un sentiment de force et d'équilibre identique à celui qu'on éprouve à respirer les effluves puissants et apaisants de cet arbre majestueux. Celui-ci étant courant, il est facile de comparer l'odeur de l'Huile Essentielle avec celle des rameaux froissés pour en évaluer la qualité. Attention aux falsifications avec l'Huile Essentielle de Térébenthine !

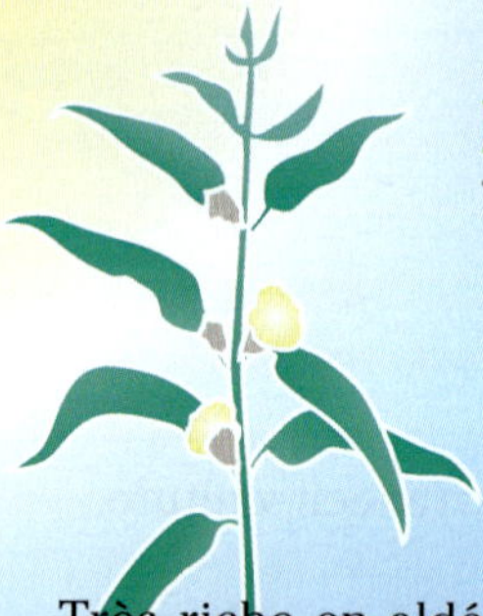

EUCALYPTUS CITRONNÉ

Eucalyptus citriodora
o.p. feuilles, s.b. citronnellal

Famille : Myrtacées
Origine : Amérique du Sud, Chine

Très riche en aldéhydes (citronnellal), cet Eucalyptus d'une composition originale, contient très peu d'eucalyptol ou 1,8 cinéole (<3%), et son action thérapeutique diffère complètement des Eucalyptus qui en sont riches. C'est un anti-inflammatoire puissant et polyvalent qui s'associe facilement à toute Huile Essentielle, aussi bien par voie orale que cutanée.

Quelques applications thérapeutiques cutanées

- Raideur de la nuque, torticolis

10 gouttes + 15 gouttes de Ravensare + 5 gouttes de Camomille noble dans 20 ml d'EL Millepertuis.
Quelques gouttes du mélange en massage d'abord doux puis énergique des muscles dorsaux, puis cervicaux.

Observations

Son odeur chaude et citronnée, très agréable, donne la sensation d'être « embaumé » lorsqu'on l'applique sur la peau. A noter qu'il existe une spécificité biochimique plus riche en acétate de citronnellyle (15%), intéressante pour ses propriétés antispasmodiques.
Bonne affinité avec Ravensara aromatica et Lavandula officinalis en frictions des avant-bras et de la nuque pour les personnes ayant l'impression d'être "dévitalisées" lors de bains de foule prolongés.

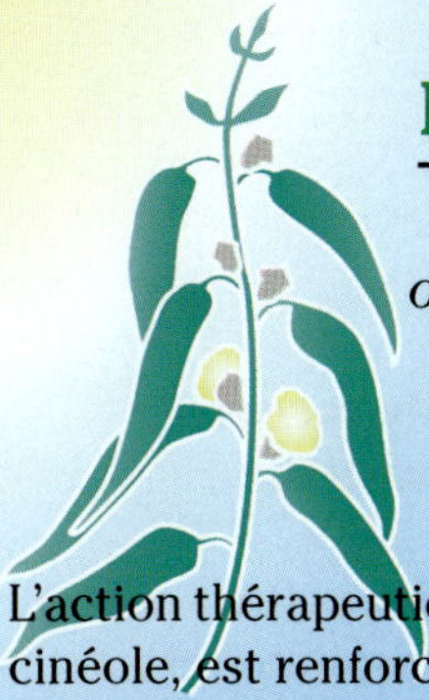

EUCALYPTUS GLOBULUS

Eucalyptus globulus
o.p. feuilles, s.b. 1,8 cinéole, globulol

Famille : Myrtacées
Origine : Portugal, Espagne

L'action thérapeutique de l'Eucalyptus globulus, constitué en majorité de 1,8 cinéole, est renforcée par la présence de monoterpénols, cétones, esters et sesquiterpénols. Huile essentielle spécifique des voies respiratoires basses, c'est-à-dire de la sphère broncho-pulmonaire, elle agit comme expectorant, décongestionnant pulmonaire et mucolytique, et facilite les échanges gazeux au niveau des alvéoles pulmonaires.

Quelques applications thérapeutiques cutanées

- Toux grasses

5 gouttes + 10 gouttes de Ravensare + 10 gouttes de Romarin s.b. 1,8 cinéole dans 20 ml d'HV Macadamia.
Quelques gouttes en massage du thorax et des bronches, matin et soir.

Observations

Il existe plus de 600 espèces et variétés d'Eucalyptus. Beaucoup ne sont pas aromatiques, beaucoup n'ont pas encore été étudiées et très peu d'espèces aromatiques sont exploitées (moins de 15). Les plus recherchées par l'industrie pharmaceutique sont celles riches en eucalyptol (1,8 cinéole) comme l'Eucalyptus globulus que l'on reconnaît à son odeur puissante, qui peut devenir étouffante à trop forte dose. Ainsi, sur les 2 à 3000 tonnes d'Huile Essentielle d'Eucalyptus globulus produites annuellement, la majorité est rectifiée (redistillation de l'Huile Essentielle afin de la concentrer en eucalyptol). Les Huiles Essentielles rectifiées ont perdu leur richesse olfactive et ne sentent plus que l'eucalyptol. Elles ne sont pas conseillées pour l'utilisation médicale, car les composants actifs présents à l'état de trace ont disparu. A noter que l'Huile Essentielle d'Eucalyptus globulus provenant de Chine n'est pas intéressante car elle a été rectifiée. Elle ne contient que de l'α-pinène et du 1,8 cinéole, toutes les autres molécules ayant été supprimées.

EUCALYPTUS RADIATA

Eucalyptus radiata
o.p. feuilles, s.b. 1,8 cinéole, citrals

Famille : Myrtacées
Origine : Australie

Riche en 1,8 cinéole, contenant quelques monoterpénols et des citrals en faible quantité, cette Huile Essentielle est spécifique des voies respiratoires hautes (sinus maxillaires, sinus frontaux). Elle agit principalement comme décongestionnant de la muqueuse respiratoire, léger anti-infectieux et fluidifiant des mucosités.

Quelques applications thérapeutiques cutanées

- Sinusites

10 gouttes + 10 gouttes de Romarin officinal s.b. 1,8 cinéole + 10 gouttes de Ravensare dans 15 ml d'HV de Macadamia.
1 à 2 gouttes en massage des maxillaires, de chaque côté du nez, sous les yeux ou en massage des sinus frontaux, au-dessus des sourcils.

Observations

Cette Huile Essentielle à l'odeur fine, pétillante et aérienne, est très agréable à respirer. Attention ! elle est souvent rectifiée pour l'obtention de 1,8 cinéole (voir Eucalyptus globulus).
Les enfants l'aiment beaucoup et le complexe ci-dessus peut être une excellente prévention contre les angines, grippes et autres affections broncho-pulmonaires.

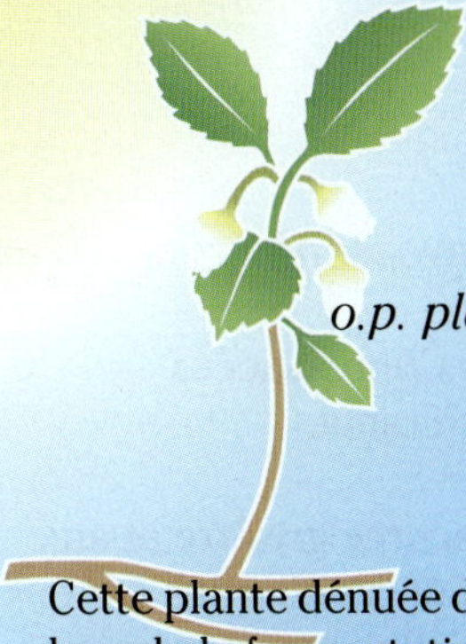

GAULTHÉRIE

(Wintergreen)
Gaultheria procumbens
o.p. plante entière, s.b. salicylate de méthyle

Famille : Ericacées
Origine : Chine

Cette plante dénuée d'odeur donne, après fermentation - les enzymes libérant lors de la fermentation les composants aromatiques des sucres auxquels ils sont associés - et distillation, une Huile Essentielle à l'odeur bien connue, car elle rappelle le baume utilisé par les sportifs. Cette Huile Essentielle est un remarquable antalgique et anti-inflammatoire, grâce à son taux important de salicylate de méthyle (supérieur à 95 %).

Quelques applications thérapeutiques cutanées

- Douleurs rhumatismales, entorses

10 gouttes + 10 gouttes de Romarin officinal s.b. 1,8 cinéole + 5 gouttes de Laurier noble dans 15 ml d'HV Macadamia.
Quelques gouttes en massage doux des parties douloureuses.

- Douleurs arthrosiques

Voir HE Genévrier

Observations

Attention, cette Huile Essentielle est souvent reconstituée avec du salicylate de méthyle de synthèse ! Son utilisation est essentiellement cutanée.

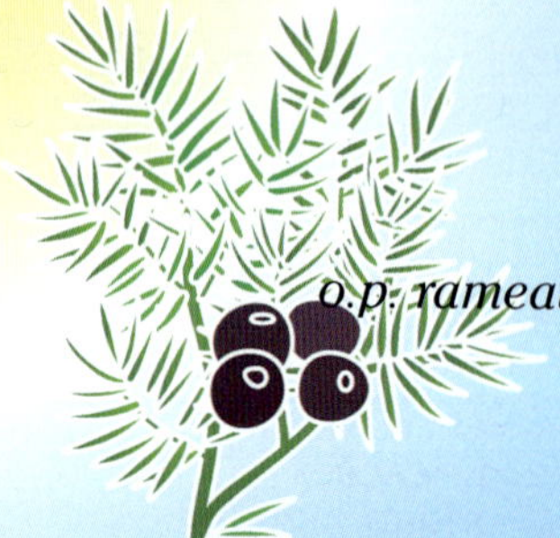

GENÉVRIER

Juniperus communis
o.p. rameaux fructifiés, s.b. α-pinène, thuyopsène

Famille : Cupressacées
Origine : France

De cet arbuste poussant sur les coteaux calcaires, à l'écorce grisâtre et aux feuilles rigides terminées en pointes piquantes, on peut distiller les fruits charnus, appelés "baies" ou les rameaux. L'Huile Essentielle est surtout riche en monoterpènes (α-pinène) et sesquiterpènes (thuyopsène). Elle est principalement utilisée comme antalgique et anti-inflammatoire.

Quelques applications thérapeutiques cutanées

- Douleurs arthrosiques

10 gouttes + 5 gouttes de Myrrhe + 10 gouttes de Gaulthérie dans 15 ml d'EL Millepertuis.
Quelques gouttes en massage des articulations douloureuses.

- Chute des cheveux

Voir HE Ylang-ylang

Observations

Dans le passé, une tradition voulait que l'on mette des rameaux de Genévrier sous son matelas (ou sa paillasse) pour soigner ses rhumatismes.
D'odeur terpénique puissante, cette Huile Essentielle au rendement faible est très fréquemment falsifiée par les Huiles Essentielles de Térébenthine ou de Cyprès. Elle n'est pas aussi exceptionnelle que l'Huile Essentielle de baies pures mais demeure un bon atout en aromathérapie cutanée.

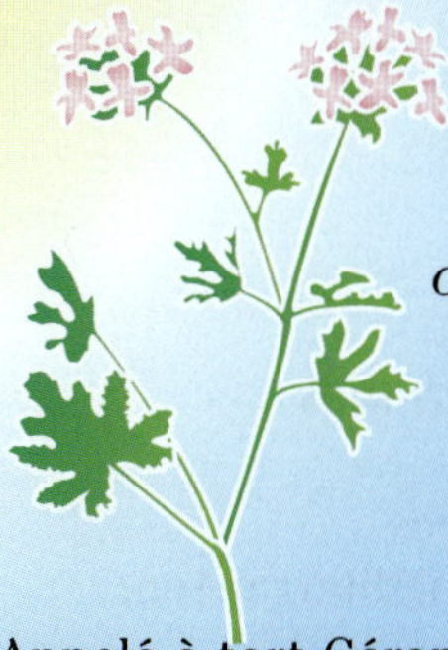

GÉRANIUM ODORANT

Pelargonium graveolens
o.p. feuilles, s.b. citronnellol, esters

Famille : Géraniacées
Origine : Afrique du Nord, Egypte, Chine, La Réunion (Bourbon)

Appelé à tort Géranium, il s'agit en fait d'un Pelargonium, cultivé dans les régions tropicales, qui diffère beaucoup des Géraniums décoratifs de nos balcons qui ne sont pas aromatiques. La distillation des tiges et des feuilles fraîches donne une Huile Essentielle contenant plus de 200 composants aromatiques. Riche en monoterpénols (citronnellol, géraniol), c'est un excellent tonique, régénérant et antiseptique cutané.

Quelques applications thérapeutiques cutanées

- Soin des peaux grasses

7 gouttes + 3 gouttes de Ciste + 10 gouttes d'Oranger amer o.p. feuilles dans 20 ml d'HV Macadamia.
Quelques gouttes en massage du visage matin et soir.

- Soin des peaux sèches, atones et dévitalisées

Voir HE Carotte

- Soin du corps (tonique corporel)

10 gouttes + 10 gouttes de Romarin officinal s.b. 1,8 cinéole + 5 gouttes d'Ylang-ylang dans 30 ml d'HV Macadamia.
Quelques gouttes en massage du corps matin et soir.

- Stress, troubles de l'endormissement

Voir HE Oranger amer o.p. feuilles

- Cellulite

Voir HE Lemon-grass

Observations

Cette Huile Essentielle au parfum puissant et suave, rappelant celui de la Rose, est souvent utilisée comme base parfumante dans les produits cosmétiques. Son efficacité thérapeutique est surtout marquée en voie cutanée.

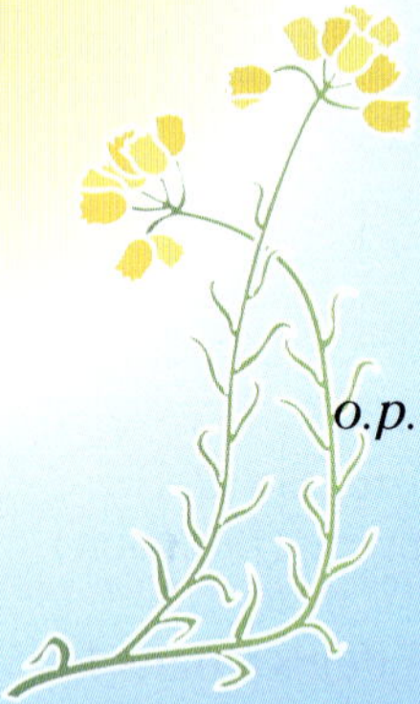

HÉLICHRYSE (IMMORTELLE)

Helichrysum angustifolium
o.p. sommités fleuries, s.b. curcumène, diones

Famille : Astéracées
Origine : Bassin méditerranéen, Balkans.

Plus connue sous le nom d'Immortelle, cette plante fragile contient un faible pourcentage d'essence dans les capitules de ses fleurs jaunes semblables à de petits soleils de couleur or (Helichrysum vient du grec *helios*, soleil et *chrysos*, or). Cette Huile Essentielle très précieuse, à la composition originale, possède des propriétés bien spécifiques. Tonique de la circulation artérielle, elle est anticoagulante (diones) et anti-inflammatoire (sesquiterpènes : curcumène).

Quelques applications thérapeutiques cutanées

- Varicosités, pieds et mains froids, couperose

7 gouttes + 10 gouttes de Romarin officinalis s.b. 1,8 cinéole + 7 gouttes de Lavandin dans 20 ml d'EL Millepertuis.
Quelques gouttes en massage léger du visage ou en massage plus appuyé des pieds, des mains et des jambes matin et soir.

- Contusions, hématomes

40 gouttes + 40 gouttes de Lavande officinale dans 10 ml d'EL Millepertuis.
Quelques gouttes pures en massage plusieurs fois si nécessaire dès le début de l'hématome.

Observations

Il existe une autre spécificité biochimique d'Hélichryse (Helichrysum italicum), originaire de Corse, de couleur jaune à vert pâle. Son activité thérapeutique est spécifique de la circulation artérielle et de la sphère cardiaque. Plus rare, elle est à réserver aux prescriptions médicales. L'odeur de l'Hélichryse est particulièrement forte, avec quelque chose d'éthéré et de fluide. Le simple fait de la respirer donne la sensation que la circulation s'active et que le sang se fluidifie. Cette Huile Essentielle, difficile à obtenir, (son rendement est faible et il n'y a qu'une seule coupe par an) est d'une efficacité exceptionnelle et représente une des clefs fondamentales de l'arsenal aromathérapique.

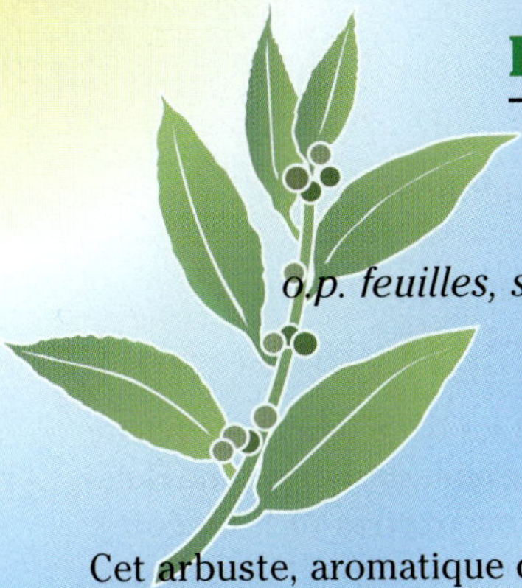

LAURIER NOBLE (D'APOLLON)

Laurus nobilis

o.p. feuilles, s.b. 1,8 cinéole, acétate d'α-terpinyle

Famille : Lauracées
Origine : Sud de la France, Maroc, Balkans, Portugal

Cet arbuste, aromatique dans tous ses organes, au feuillage persistant, est le véritable Laurier, qu'il ne faut pas confondre avec le Laurier-cerise. Ses feuilles coriaces donnent par distillation une Huile Essentielle riche en nombreux constituants dont le principal est un oxyde (1,8 cinéole). Le Laurier est connu pour ses propriétés anti-putrides et anti-nécrosantes. Il active la circulation lymphatique ; c'est également un anti-infectieux cutané, un antalgique et un anti-sclérosant.

Quelques applications thérapeutiques cutanées

- Drainage lymphatique

5 gouttes + 10 gouttes de Palma Rosa + 10 gouttes de Bois de Rose dans 20 ml d'HV Macadamia.
Quelques gouttes en massage des zones concernées matin et soir (techniques du drainage lymphatique).

- Acné surinfectée

5 gouttes + 10 gouttes de Lavande aspic + 5 gouttes de Tea-tree dans 5 ml d'HV Macadamia.
1 à 2 gouttes sur les boutons d'acné.

- Douleurs rhumatismales

Voir HE Gaulthérie.

Observations

Cette Huile Essentielle au parfum puissant a un grand impact psychologique et tonifie les facultés mentales. Elle est efficace à faible dose. Pour être sûr de sa qualité, comparez l'odeur de l'Huile Essentielle à celle des feuilles sèches et froissées du Laurier.

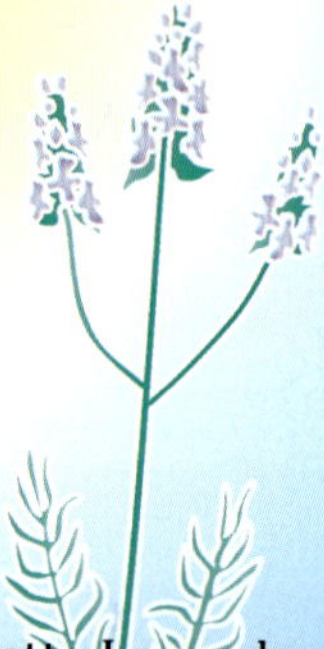

LAVANDE ASPIC

Lavandula spica
o.p. fleurs s.b. linalol, 1,8 cinéole

Famille : Lamiacées
Origine : Espagne

Cette Lavande, aux grandes tiges florales divisées en trois dans leur partie supérieure, qui pousse sur des sols pierreux de faible altitude, donne une Huile Essentielle riche en monoterpénols (linalol) et en oxydes (1,8 cinéole), accompagnés d'un peu de camphre, ce qui lui confère des propriétés toniques, anti-infectieuses et anti-mycosiques. C'est également un bon antalgique percutané.

Quelques applications thérapeutiques cutanées

- Céphalées frontales

5 gouttes + 3 gouttes de Menthe poivrée + 5 gouttes de Gaulthérie dans 10 ml d'HV Macadamia.
1 à 2 gouttes en massage du front au niveau de la barre douloureuse.

- Douleurs des poussées dentaires des nourrissons

5 gouttes + 5 gouttes de Romarin officinal des nourrissons s.b. 1,8 cinéole dans 10 ml d'HV de Macadamia.
1 à 2 gouttes en massage externe de la joue au niveau du bourgeon dentaire douloureux.

- Acné surinfectée

Voir HE Laurier noble.

Observations

Cette Huile Essentielle à l'odeur tonique, douce et moins fine que Lavandula vera, est surtout utilisée en thérapeutique car son parfum est moins intéressant pour la parfumerie. Ses propriétés sont remarquables dans de nombreuses affections, elle est notamment antalgique et anti-inflammatoire.

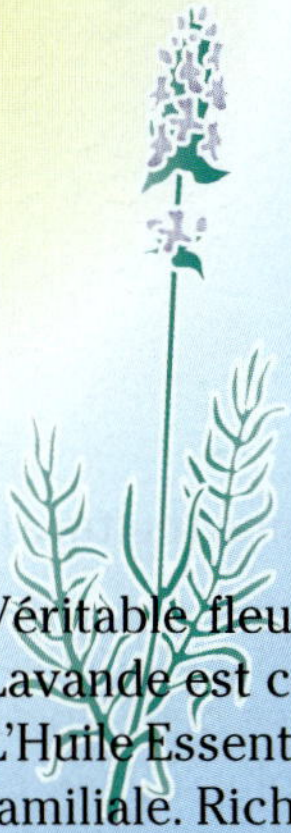

LAVANDE OFFICINALE

Lavandula officinalis (culture)
o.p. fleurs, s.b. acétate de linalyle, linalol

Famille : Lamiacées
Origine : Alpes de Haute-Provence

Véritable fleuron des plantes aromatiques du sud-est de la France, cette Lavande est cultivée autour de 800m d'altitude.
L'Huile Essentielle extraite de ses fleurs est indispensable à toute pharmacie familiale. Riche en esters, c'est avant tout un calmant et un rééquilibrant du système nerveux, ainsi qu'un anti-inflammatoire. Elle agit spécifiquement par voie cutanée.

Quelques applications thérapeutiques cutanées

- Anxiété des personnes hypersensibles, nervosité

10 gouttes + 3 gouttes de Camomille noble + 1 goutte d'Oranger o.p. fleurs (Néroli) dans 10 ml d'HV Amande douce.
Quelques gouttes en massage du plexus solaire et de la voûte plantaire le soir au coucher.

- Stress, troubles de l'endormissement

Voir HE Oranger amer o.p. feuilles

- Spasmophilie

Voir HE Oranger amer o.p. feuilles

- Brûlures

15 gouttes + 5 gouttes de Carotte dans 15 ml d'EL Millepertuis.

- Contusions, hématomes

Voir HE Hélichryse

- Otite

Voir HE Niaouli

Observations

L'odeur familière, douce et fine de la Lavande officinale évoque aussitôt les paysages provençaux. On peut aussi distiller la Lavande sauvage (Lavandula vera) dont l'odeur est plus fine, mais le coût plus élevé. Cette Lavande, qui devient de plus en plus rare, (car les cultures mécanisées ont obligé à l'exode rural des familles vivant de cette cueillette manuelle depuis le début du siècle) se cueille à la main sur les coteaux calcaires arides, entre 1300 et 1800 m. La Lavande est souvent falsifiée par du Lavandin français et des Lavandes clonales françaises ou importées des pays de l'Est. Pour être sûr de l'origine, vous devez exiger une Lavande H.E.B.B.D.

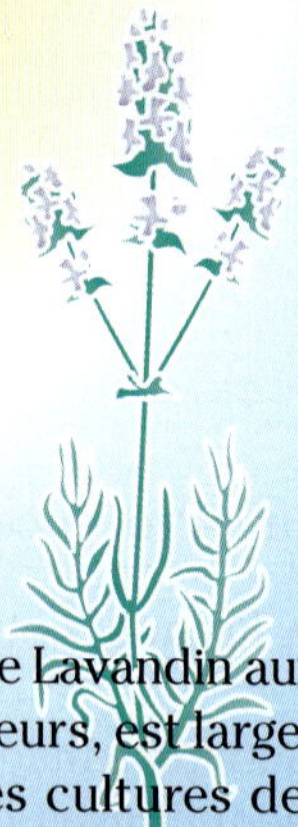

LAVANDIN ABRIAL

Lavandula hybrida clone abrialis
o.p. fleurs, s.b. linalol

Famille : Lamiacées
Origine : sud-est de la France (culture)

Ce Lavandin aux tiges florales subdivisées en trois, couvert de très nombreuses fleurs, est largement cultivé dans le Midi de la France, et remplace petit à petit les cultures de Lavande officinale. Le clone abrialis reste le plus utilisé en aromathérapie car ses propriétés sont polyvalentes et son utilisation aisée. Grâce à la présence de monoterpénols (linalol), d'esters (acétate de linalyle) et de cétones (camphre), il possède des propriétés qui en font à la fois un tonique, un décontracturant musculaire, un anti-infectieux et un anti-inflammatoire.

Quelques applications thérapeutiques cutanées

- Crampes musculaires

20 gouttes + 10 gouttes de Bois de Rose + 10 gouttes de Romarin officinal s.b.1,8 cinéole dans 20 ml d'HV de Macadamia.
Quelques gouttes en massage des zones douloureuses jusqu'à la détente du groupe musculaire.

- Varicosités, pieds et mains froids, couperose

Voir HE Hélichryse

- Varices

Voir HE Cyprès

- Mycoses cutanées

Voir HE Tea-tree.

Observations

C'est une Huile Essentielle très utilisée en parfumerie et en cosmétologie (savons, etc.) dont l'odeur, quoique beaucoup moins fine, se rapproche de celle de la Lavande officinale. Il existe trois principaux clones de Lavandin (abrial, grosso et super). Si le grosso est le plus cultivé, ses qualités pour l'aromathérapie sont médiocres, car la distillation en est très industrielle et peu qualitative. Le clone super est le Lavandin le plus proche de la Lavande officinale par sa composition et son parfum.

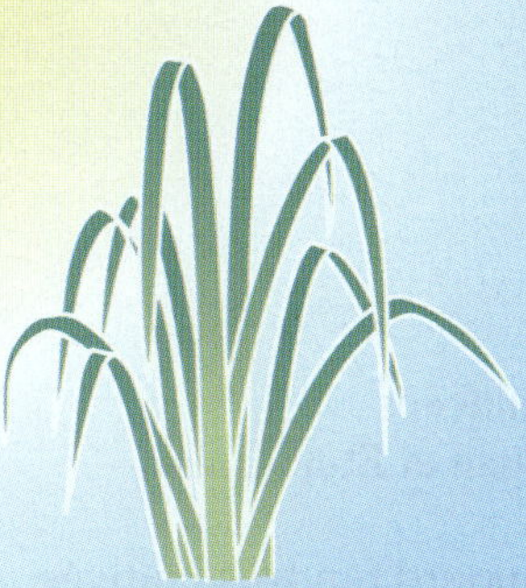

LEMON-GRASS

Cymbopogon citratus
o.p. herbe, s.b. citrals

Famille : Poacées
Origine : Amérique du Sud

Egalement appelée Verveine des Indes, cette Huile Essentielle provient de la distillation des grandes feuilles linéaires de la plante, qui retombent tout en croissant. Sa richesse en aldéhydes (néral et géranial : 70 à 80%) lui confère des propriétés anti-inflammatoires.

Quelques applications thérapeutiques cutanées

- Cellulite, "culotte de cheval", "peau d'orange"

30 gouttes + 30 gouttes de Romarin officinal s.b. 1,8 cinéole + 30 gouttes de Géranium dans 20 ml d'HV Macadamia.
Quelques gouttes en massage appuyé des zones concernées.

Observations

Le Lemon-grass a une odeur citronnée quelque peu terreuse qui le différencie aisément des autres Huiles Essentielles à parfum citronné. Elle est souvent vendue pour de la Verveine odorante, Huile Essentielle rare, plus fine et très chère.

Elle est également bien agréable en diffusion atmosphérique (dans un micro-diffuseur électrique) ou pour enlever les mauvaises odeurs dans les voitures, avec de la Menthe poivrée, par exemple.

MENTHE POIVRÉE

Mentha piperita
o.p. plante fleurie, s.b. menthol

Famille : Lamiacées
Origine : France et Etats-Unis

Issue d'une double hybridation, cette Menthe est aujourd'hui très cultivée pour les intérêts multiples que présente son utilisation (médicale, alimentaire, cosmétique). Sa richesse en monoterpénols (menthol) et cétones (menthone) lui confère des propriétés spécifiques comme antalgique et tonique général.

Quelques applications thérapeutiques cutanées

- Céphalées frontales, maux de tête

3 gouttes + 5 gouttes de Lavande aspic + 5 gouttes de Gaulthérie dans 10 ml d'HV Macadamia.
1 à 2 gouttes en massage du front au niveau de la barre douloureuse.

- Somnolence en voiture

1 à 2 gouttes en massage du front au niveau de la barre douloureuse.

Observations

Cette Huile Essentielle à l'odeur intense et pénétrante peut être perçue comme rafraîchissante, piquante ou brûlante selon les individus. Quoi qu'il en soit, c'est une odeur qui réveille et tonifie mais devient vite envahissante. Utilisée dans un complexe à un taux relativement faible (5 à 10%), elle dynamise les autres Huiles Essentielles ; mais si son pourcentage est trop fort, les autres Huiles Essentielles ne pourront pas manifester pleinement leurs vertus.

MYRRHE

Commiphora myrrha
o.p. résine, s.b. furanoeudesmadiène

Famille : Burséracées
Origine : Afrique (Somalie)

La Myrrhe provient d'un arbuste tortueux, décharné, des contrées arides et désertiques de la Somalie, dont le tronc exsude une résine qui se solidifie au contact de l'air. Par distillation de cette résine, l'Huile Essentielle en est extraite. Elle est riche en sesquiterpènes de structure particulière, qui lui confèrent des propriétés anti-inflammatoires, restaurant les articulations arthrosiques. Cette Huile Essentielle est utile en cas de raideurs et de douleurs articulaires, et notamment d'arthrose. Les arthrosiques traités par voie externe avec des complexes contenant de la Myrrhe ressentent fréquemment que leurs déformations n'évoluent plus et que le phénomène arthrosique est stabilisé.

Quelques applications thérapeutiques cutanées

- Douleurs arthrosiques

5 gouttes + 5 gouttes de Genévrier + 10 gouttes de Gaulthérie dans 15 ml d'EL Millepertuis.
Quelques gouttes en massage des zones douloureuses matin et soir.

Observations

Cette Huile Essentielle, d'odeur douce et peu marquée, est peu utilisée malgré son intérêt thérapeutique. Attention aux falsifications par des Huiles Essentielles riches en sesquiterpènes (Copahu) qui diminuent le prix de l'Huile Essentielle, mais aussi son efficacité !

NIAOULI

Melaleuca quinquenervia
o.p. feuilles, s.b. 1,8 cinéole, viridiflorol

Famille : Myrtacées
Origine : Madagascar, Nouvelle-Calédonie

Cet arbre, à l'écorce blanche, qui se desquame sans cesse en lambeaux doux et soyeux, porte de petites feuilles elliptiques à cinq nervures parallèles. Leur distillation donne une Huile Essentielle riche en 1,8 cinéole où l'on trouve également des sesquiterpénols (viridiflorol, nérolidol) et des traces d'un composé soufré.

Quelques applications thérapeutiques cutanées

- Otite

5 gouttes + 10 gouttes de Lavande officinale + 10 gouttes de Ravensare dans 15 ml d'EL Millepertuis.
Quelques gouttes en massage du contour du pavillon de l'oreille.

- Prévention des syndromes grippaux

20 gouttes + 20 gouttes de Romarin officinal s.b. 1,8 cinéole + 20 gouttes de Ravensare dans 20 ml d'HV Macadamia.
Quelques gouttes en massage de tout le corps.

Observations

Il existe de nombreuses espèces de Melaleuca et la composition biochimique de leur Huile Essentielle varie beaucoup selon l'espèce considérée. Le Melaleuca quinquenervia possède plusieurs spécificités biochimiques.
L'Huile Essentielle de Niaouli a une odeur forte et peu agréable due à son composé soufré, et provoque parfois des irritations cutanées lorsqu'elle est utilisée pure sur la peau.
Attention : cette Huile Essentielle est très fréquemment reconstituée. Exigez toujours une Huile Essentielle (H.E.B.B.D.).

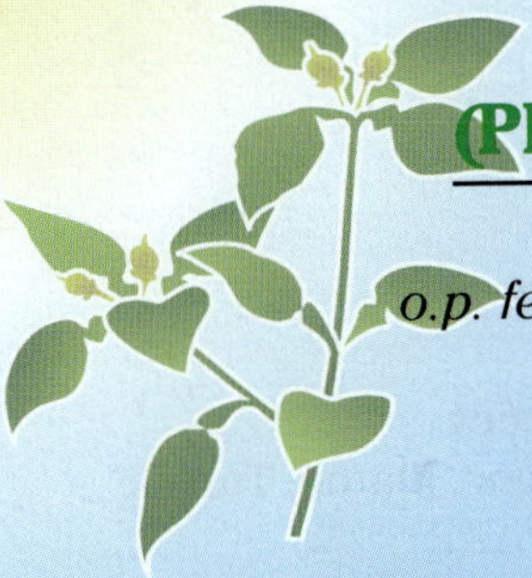

ORANGER AMER (PETIT GRAIN BIGARADE)

Citrus aurantium var. amara
o.p. feuilles, s.b. acétate de linalyle, linalol

Famille : Rutacées
Origine : Tunisie, Italie, Egypte, Paraguay

Dénommé aussi Bigaradier, nom d'origine provençale (*Bigarado, Bigarré*), l'Oranger amer contient une essence dans chacun de ses organes (feuilles, fleurs, fruits, écorce). L'Huile Essentielle de feuilles, appelée aussi Petit Grain Bigarade, provient de la distillation des rameaux portant les feuilles et des tout jeunes fruits appelés “petits grains”, d'où son nom commun. Sa richesse en esters lui confère des propriétés antispasmodiques, calmantes, apaisantes, sédatives et anti-inflammatoires, et la présence de monoterpénols en fait un anti-infectieux, un tonique et un régénérant cutané.

Quelques applications thérapeutiques cutanées

- Stress, troubles de l'endormissement

5 gouttes + 3 gouttes de Géranium + 10 gouttes de Lavande officinale dans 15 ml d'HV Amande douce.
Quelques gouttes en massage du plexus solaire et de la voûte plantaire.

- Spasmophilie avec blocage du diaphragme, palpitations, tachycardie

10 gouttes + 5 gouttes de Ravensare + 5 gouttes de Lavande officinale dans 15 ml d'HV Amande douce.
1 à 2 gouttes en massage du sternum et du plexus solaire.

- Soin des peaux grasses

Voir HE Géranium.

Observations

Huile essentielle d'odeur suave mais de saveur amère, connue de tout temps pour son action antispasmodique, elle aide à résoudre les problèmes émotionnels ayant un retentissement sur les systèmes respiratoire, circulatoire et nerveux.

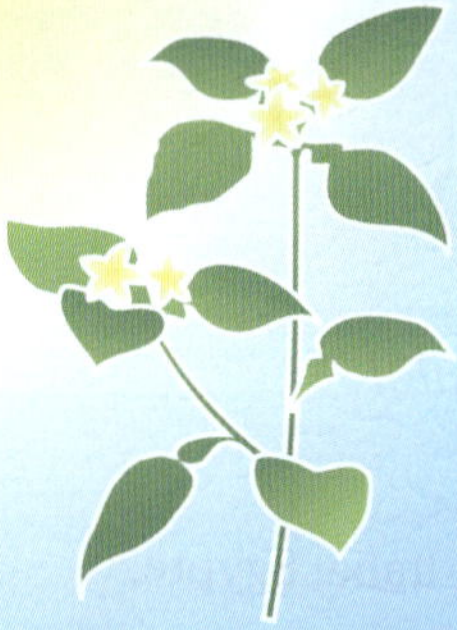

ORANGER FLEURS (NÉROLI)

Citrus aurantium var. amara
o.p. fleurs, s.b. linalol, nérolidol

Famille : Rutacées
Origine : Espagne, Maroc, Tunisie

Extraite des fleurs fraîchement cueillies de la variété amère, cette rare et précieuse Huile Essentielle d'Oranger est peu utilisée en aromathérapie étant donné son prix élevé. Elle possède de par la présence de monoterpénols et de sesquiterpénols une action apaisante et rééquilibrante remarquable chez les personnes hypersensibles.

Quelques applications thérapeutiques cutanées

- Anxiété des personnes hypersensibles, nervosité

1 goutte + 3 gouttes de Camomille noble + 10 gouttes de Lavande officinale dans 15 ml d'HV Amande douce.
Quelques gouttes en massage du plexus solaire et de la voûte plantaire.

Observations

Cette Huile Essentielle doit son nom courant à la duchesse de Néroli qui s'en parfumait. Il est très difficile de trouver une Huile Essentielle de Néroli possédant la fragrance délicate et caractéristique des fleurs car soit la qualité de celles-ci est mauvaise, soit, la plupart du temps, la distillation est mal conduite. On en trouve cependant quelques lots de bonne qualité, provenant généralement d'Afrique du Nord. Attention aux falsifications par mélange avec de l'Huile Essentielle de feuilles d'Oranger !
Pour tester la qualité, mettez-en une goutte sur le dos de la main et étalez-la avec le doigt ; une fois qu'elle a bien pénétré, sentez-la : si la finesse de l'odeur persiste, votre Néroli est de bonne qualité.
Comme pour les autres Huiles Essentielles, exigez la mention : Huiles Essentielles H.E.B.B.D.

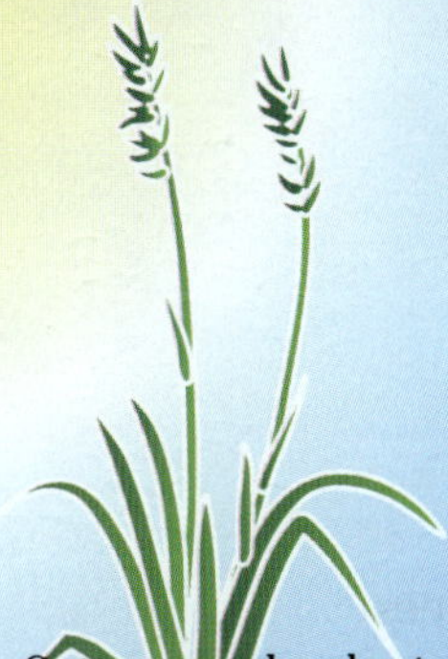

PALMA ROSA

Cymbopogon martinii
o.p. herbe, s.b. géraniol

Famille : Poacées
Origine : Amérique du Sud

Cette grande plante herbacée des régions tropicales, aux inflorescences en panache et aux longues feuilles en touffes retombantes, donne une Huile Essentielle riche en monoterpénols (géraniol). Elle a pour principale propriété d'être un bon draineur lymphatique, non irritant pour la peau.

Quelques applications thérapeutiques cutanées

- Drainage lymphatique

10 gouttes + 5 gouttes de Laurier noble + 10 gouttes de Bois de Rose dans 20 ml d'HV Macadamia.
Quelques gouttes en massage sur les zones concernées (techniques du drainage lymphatique).

Observations

Le géraniol confère au Palma Rosa une odeur douce et fleurie très appréciée, si bien qu'il est souvent utilisé pour falsifier les Huiles Essentielles de Rose de Damas et de Géranium.

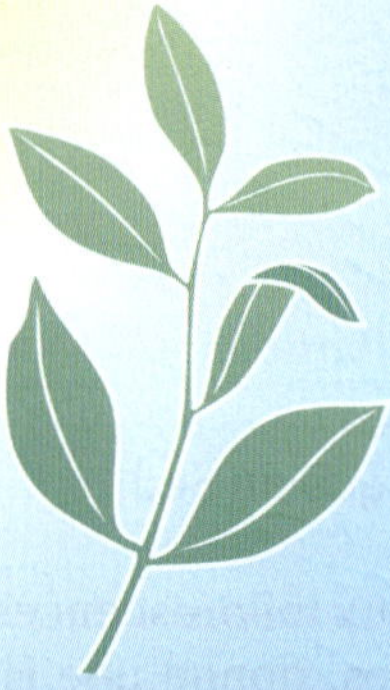

RAVENSARE (RAVINTSARA)

Ravensara aromatica
o.p. rameaux, s.b. 1,8 cinéole

Famille : Lauracées
Origine : Madagascar

D'origine malgache, le nom "Ravintsara" vient de *ravina*, feuille et *tsara* : bonne. A Madagascar, les feuilles de cet arbre sont considérées comme une panacée et traitent les affections les plus diverses. Extraite des rameaux, l'Huile Essentielle est rare, peu connue, et riche en oxydes (1,8 cinéole). Le Ravintsara est un neurotonique et un stimulant permettant de dynamiser les personnes fatiguées physiquement et nerveusement. C'est aussi un bon décontracturant musculaire.

Quelques applications thérapeutiques cutanées

- Fatigue physique, manque de dynamisme
Voir HE Bois de Rose

- Prévention des syndromes grippaux
Voir HE Niaouli

- Toux sèches, trachéites
Voir HE Cyprès

- Toux grasses
Voir HE Eucalyptus globulus

- Sinusites
Voir HE Eucalyptus radiata

- Spasmophilie
Voir HE Oranger amer o.p. feuilles

- Raideur de la nuque
Voir HE Eucalyptus citronné

Observations

Comme toutes les Lauracées, l'Huile Essentielle de Ravensare (Ravintsara) est fortement aromatique dans toutes ses parties. Son odeur fraîche et tonifiante est très agréable et appréciée de tous.

ROMARIN

Rosmarinus officinalis
o.p. plante fleurie, s.b. 1,8 cinéole

Famille : Lamiacées
Origine : Tunisie, Maroc

Le Romarin est un sous-arbrisseau qui pousse surtout dans la région méditerranéenne. La composition biochimique de l'Huile Essentielle varie selon le biotope. C'est la spécificité provenant d'Afrique du Nord qui est la plus riche en oxydes (1,8 cinéole) ; elle contient également une cétone (camphre) et des monoterpènes. Cette Huile Essentielle est d'utilisation aisée et fréquente par voie cutanée. C'est un bon tonique circulatoire, musculaire et respiratoire, et un bon antalgique.

Quelques applications thérapeutiques cutanées

- **Varices** (Voir HE Cyprès)
- **Jambes lourdes, œdèmes des membres inférieurs** (Voir HE Cèdre de Virginie)
- **Varicosités, pieds et mains froids, couperoses** (Voir HE Hélichryse)
- **Crampes musculaires** (Voir HE Lavandin)
- **Douleurs rhumatismales, entorses, tendinites** (Voir HE Gaulthérie)
- **Prévention des syndromes grippaux** (Voir HE Niaouli)
- **Fatigue physique, manque de dynamisme** (Voir HE Bois de Rose)
- **Douleurs des poussées dentaires** (Voir HE Lavande aspic)
- **Cellulite, "culotte de cheval", "peaux d'orange"** (Voir HE Lemon-grass)
- **Soin du corps, tonique corporel** (Voir HE Ylang-ylang)
- **Soin des cheveux** (Voir HE Ylang-ylang)

Observations

Chaque Huile Essentielle de Romarin a des propriétés particulières en fonction de sa provenance (Côte d'Azur, Corse, Maroc, Tunisie). Il convient donc de s'assurer de la spécificité biochimique avant toute utilisation ; exigez pour cela une Huile Essentielle H.E.B.B.D. Le Romarin officinal s.b. 1,8 cinéole, produit en grande quantité par le Maroc et la Tunisie, est le plus courant et le moins cher. Son odeur terpénique, fraîche et légèrement camphrée, est agréable et stimulante.

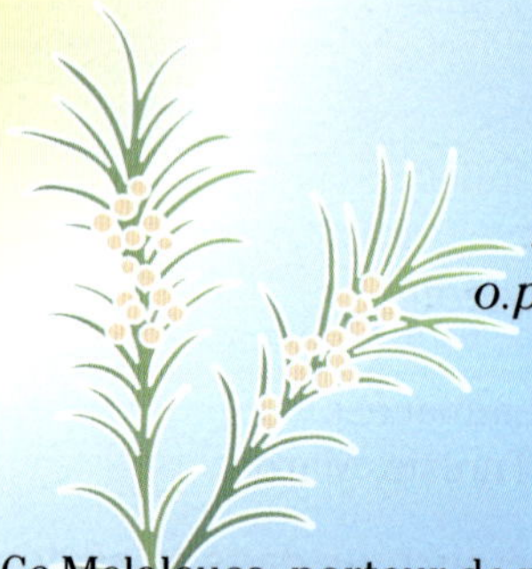

TEA-TREE

Melaleuca alternifolia
o.p. feuilles, s.b. 4-terpinéol

Famille : Myrtacées
Origine : Australie

Ce Melaleuca, porteur de petites feuilles linéaires et d'inflorescences en épis en forme de panaches blancs, donne une Huile Essentielle riche en 4-terpinéol dont le pouvoir anti-infectieux est polyvalent : antibactérien, antiviral, antiparasitaire et antimycosique. Son association est aisée.

Quelques applications thérapeutiques cutanées

- Mycoses cutanées

10 gouttes + 10 gouttes de Lavandin + 10 gouttes de Géranium dans 15 ml d'HV Macadamia.
Quelques gouttes en massage sur les mycoses matin et soir.

- Acné surinfectée

5 gouttes + 10 gouttes de Lavande aspic + 5 gouttes de Laurier noble dans 5 ml d'HV Macadamia.
1 à 2 gouttes sur les boutons d'acné.

Observations

Depuis quelques années, le regain d'intérêt dont jouit le Tea-tree face aux résistances des germes aux antibiotiques a conduit l'Australie à augmenter sa culture et l'extraction de son Huile Essentielle.

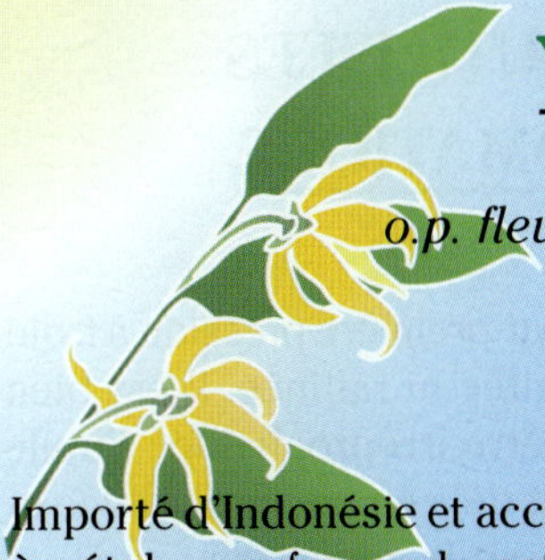

YLANG-YLANG

Cananga odorata
o.p. fleurs, s.b. germacrène D, esters

Famille : Anonacées
Origine : Comores, Madagascar

Importé d'Indonésie et acclimaté à Madagascar, cet arbre se couvre de fleurs à pétales en forme de petites bandes vert-jaunâtre, très odorantes, dont l'Huile Essentielle est très appréciée des parfumeurs.
La synergie d'action de ses divers composants biochimiques (sesquiterpènes, esters, éthers, monoterpénols) lui confère des propriétés remarquables en tant qu'antispasmodique, antalgique, tonique circulatoire et cutané.

Quelques applications thérapeutiques cutanées

- Chute des cheveux

5 gouttes + 5 gouttes de Genévrier + 10 gouttes de Romarin officinal s.b. 1,8 cinéole dans 20 ml d'HV Macadamia.
Quelques gouttes en massage du cuir chevelu 1 à 2 heures avant le shampoing.

- Soin du corps (tonique corporel)

5 gouttes + 10 gouttes de Géranium + 10 gouttes de Romarin officinal s.b. 1,8 cinéole dans 30 ml d'HV Macadamia.
Quelques gouttes en massage du corps matin et soir.

- Soin des peaux sèches, atones, dévitalisées (visage)

Voir HE Carotte.

Observations

Les meilleures récoltes de fleurs d'Ylang-ylang se font d'avril à juin, du lever du jour jusqu'à 10 h. C'est, parmi les Huiles Essentielles de fleurs, la moins chère du marché. Son odeur est chaude et fleurie, sa saveur légèrement amère, et sa couleur jaune pâle. Elle est généralement proposée en quatre qualités (extra, I, II et III) représentant quatre fragmentations d'une distillation complète qui dure 18 h en moyenne. Pour l'usage thérapeutique, la distillation complète est nécessaire en vue d'obtenir une composition biochimique équilibrée. La qualité extra est la plus parfumée mais aussi la plus chère !

LES HUILES VÉGÉTALES UTILISÉES DANS LE MASSAGE AROMATIQUE

Une huile végétale est obtenue de façon naturelle par première pression à froid des graines oléagineuses. Elle ne doit être ni traitée ni raffinée. Il est bien évident que la qualité des graines utilisées doit être irréprochable : l'huile végétale contenue dans des graines altérées étant déjà en partie acidifiée et oxydée avant l'extraction, il faudrait la rectifier pour la conserver.

Une huile végétale contient bon nombre d'acides gras indispensables à la santé de la peau, de vitamines et de stérols, ce qui apporte au complexe d'Huiles Essentielles associé un complément thérapeutique non négligeable. Ce sont des atouts majeurs en esthétique. A ce propos, qui ne connaît l'usage de l'onagre, de la bourrache ou du germe de blé qui sont des huiles riches en vitamines et acides gras polyinsaturés ?

Il convient donc de définir ce que sont les huiles végétales et comment elles sont extraites, car ce sont des substances très différentes des Huiles Essentielles.

A l'ouverture de la bouteille, l'huile végétale voit ses caractéristiques intrinsèques évoluer dans le temps : les indices d'acidité et de péroxyde augmentent. Il y a donc une date limite de consommation pour une huile végétale. Cette date limite est difficile à évaluer car elle dépend du type d'huile végétale, de son mode de conservation et de sa fréquence d'utilisation.

AMANDE DOUCE

Prunus amygdalus

Cette huile végétale est extraite des graines (Amandes douces) d'un arbre cultivé dans le sud de l'Europe (Provence, Espagne).
De couleur jaune, d'odeur et de goût faibles, elle est couramment utilisée seule. Douce, onctueuse, elle a une viscosité plus importante que l'huile végétale de Macadamia. Elle constitue un support de massage couramment utilisé par les mamans pour leur bébé, en cas d'érythème ou de différentes inflammations et sécheresses cutanées.
On la retrouve fréquemment dans les compositions d'huiles de massage en association avec des Huiles Essentielles aux vertus calmantes, apaisantes, antistress.

BOURRACHE

Borago officinalis

Cette huile végétale provient de l'expression des graines mûres de la Bourrache, plante originaire de Syrie, cultivée aujourd'hui dans de nombreux pays. Cette huile végétale a un prix élevé car la récolte des graines est difficile et son rendement d'extraction est faible. Il convient de faire attention aux falsifications (mélange avec d'autres huiles végétales de moindre prix) ainsi qu'à une éventuelle extraction par solvant. De couleur jaune or, d'odeur agréable, elle est surtout utilisée pour régénérer la peau, grâce à sa teneur en acide gras polyinsaturés (acide γ linolénique : 17 à 22%). Il est conseillé de ne pas l'utiliser pure, mais à une concentration de 5 à 10 % avec une huile végétale de Macadamia ou autre. A noter que cette huile végétale est fragile, sensible à l'oxygène, à la chaleur et à la lumière. Il faut donc faire attention à son mode de conservation.

GERME DE BLÉ

Triticum vulgare

L'huile végétale provient de la première pression à froid des germes de grains de Blé qui sont séparés des grains. Elle est extraite de deux façons :
- par macération dans une autre huile végétale puis par première pression à froid, on obtient un extrait lipidique de germes de Blé contenant à peu près 20% d'huile végétale de germes de Blé ;
- par première pression à 30-40°C (pour éviter l'altération des acides gras et des vitamines) suivie d'un processus spécial afin de stabiliser l'huile extraite qui n'est pas raffinée.

18 tonnes de blé donnent 36 kg de germes qui par cette méthode conduisent à 1 kg d'huile végétale. Elle contient tous les constituants lipophiles des germes de blé : c'est la véritable huile végétale de germe de Blé. Elle est peu courante et peu de sociétés sont équipées pour produire cette huile. La plupart des huiles de germe de Blé sont raffinées ou coupées avec d'autres huiles végétales.

De par sa richesse en acides gras et en vitamine E, cette huile végétale, associée à l'huile végétale d'Amande douce, est excellente pour les peaux sèches et dévitalisées ainsi que dans les cas d'eczémas secs et de gerçures.

MACADAMIA

Macadamia integrifolia

Cette huile végétale est extraite des graines d'un arbre que l'on trouve notamment en Australie et à Hawaï. Peu connue, cette huile végétale jaune clair est très intéressante en massage, de par sa grande fluidité qui lui confère un pouvoir de pénétration exceptionnel. Elle ne laisse aucune sensation de gras après application. Elle facilite la micro-circulation locale et a une action tonique au niveau du système lymphatique. Elle peut être utilisée soit seule, soit avec un complexe d'Huiles Essentielles auquel elle s'associe très bien.

MILLEPERTUIS

Extrait lipidique d'Hypericum perforatum

Le Millepertuis est une plante herbacée poussant dans les prés et les endroits incultes d'Europe. Ses fleurs jaunes, groupées au sommet des tiges, sont ponctuées de noir : ce sont des glandes contenant des pigments rouges et jaunes.
Ces pigments sont extraits par macération des sommités fleuries dans un mélange d'huiles végétales, sous l'action du soleil. On obtient ainsi l'extrait lipidique de Millepertuis, de couleur orange rougeâtre, dont les pigments possèdent des propriétés anti-inflammatoires bien connues de la médecine populaire.
Cet extrait lipidique possède une action remarquable comme anti-érythémateux et anti-inflammatoire pour calmer les brûlures et régénérer la peau après une surexposition au soleil. L'extrait lipidique de Millepertuis étant photosensibilisant, il convient de ne jamais l'appliquer avant une exposition au soleil, mais toujours après.
Il s'utilise dilué (10 à 30%) dans une ou plusieurs huiles végétales et s'associe très bien avec les Huiles Essentielles.

NOISETTE

Corylus avellana

Cette huile végétale est extraite des graines du Noisetier, arbuste répandu dans une grande partie de l'Europe et dans les régions du bassin méditerranéen. Les noisettes doivent être de la dernière récolte et sont sélectionnées selon des critères rigoureux. L'huile végétale obtenue, jaune ambré, de viscosité moyenne, pénètre parfaitement et ne laisse aucune sensation de gras sur la peau. Elle est, comme l'huile d'Amande douce, utilisée pour masser les enfants, pour les érythèmes fessiers et toutes les inflammations cutanées. Mais c'est également une excellente base pour les huiles de massage en association avec des Huiles Essentielles, comme tonique musculaire.

ONAGRE

Œnothera biennis

Cette huile végétale provient de l'expression des graines d'une plante originaire d'Amérique du Nord. Elle est aujourd'hui cultivée dans de nombreux pays. Le rendement d'extraction est faible, son prix élevé, il faut donc bien vérifier la qualité, car elle est parfois extraite par des solvants organiques, ce qui dénature l'huile végétale. Comme la Bourrache, cette huile végétale est réputée pour sa teneur en acide γ-linolénique (9 à 12%). Elle entre dans la composition d'huiles de massage, en association avec la Bourrache et le germe de blé pour régénérer, assouplir et nourrir la peau.
On l'utilise également comme anti-rides avec des Huiles Essentielles comme la Carotte. Cette huile végétale fragile est sensible à l'oxygène, la chaleur et la lumière.

LES BIENFAITS DU MASSAGE AROMATIQUE

Le massage a une véritable culture. Pratiqué depuis les temps les plus reculés, ce procédé dit de médecine douce s'exerce en cabinet spécialisé ou en automédication à domicile. Dès l'Antiquité, les médecins avaient recours au massage pour soulager, traiter les maladies, la fatigue ou les traumatismes. Et déjà, ils savaient utiliser les essences aromatiques. Nous n'avons donc rien inventé lorsque nous parlons de massage aromatique. En revanche, nous avons fait des progrès dans l'explication des pouvoirs de toutes ces essences et nous savons comment leurs propriétés olfactives peuvent influencer notre psychisme. Le massage aromatique prend alors toute sa dimension, car l'action mécanique des techniques de massage est renforcée par l'efficacité thérapeutique des Huiles Essentielles.
L'association d'Huiles Essentielles requiert une maîtrise de l'aromathérapie ainsi qu'une bonne connaissance de la biochimie aromatique et de la caractérologie des essences, c'est-à-dire de leur influence psychosensorielle. En effet, si certaines associations exaltent les propriétés des Huiles Essentielles qui les composent, d'autres peuvent au contraire s'avérer quelconques, voire inefficaces.
Un soin aromatique judicieusement élaboré révèle des propriétés curatives dépassant celles des Huiles Essentielles qui le composent ; nous parlons alors d'action synergique des Huiles Essentielles : « le tout est supérieur à la somme des parties ».

Techniques de massage

a) Effleurement

Il consiste en mouvements circulaires très légers, par exemple au niveau de la colonne vertébrale : les mains descendent jusqu'aux fesses pour remonter le long des flancs.
Cette technique est utilisée dans le massage californien et au début de toute technique de soins.

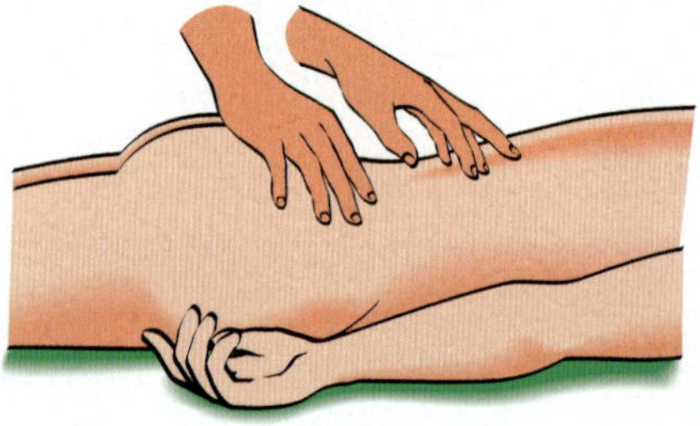

b) Etirements

Il s'agit d'effectuer une tension de la peau avec les deux mains qui s'éloignent l'une de l'autre. Cette technique est utilisée dans le massage californien, le drainage lymphatique et le soin tonique circulatoire sauf aux endroits où il existe des varices.

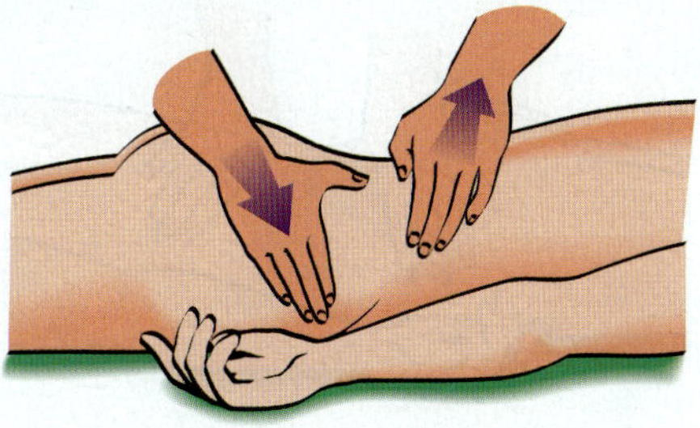

c) Palper-rouler

Il s'agit d'un malaxage et roulement des muscles. Cette technique est utilisée dans le massage californien, le soin tonique musculaire et le massage sportif avant et après l'effort.

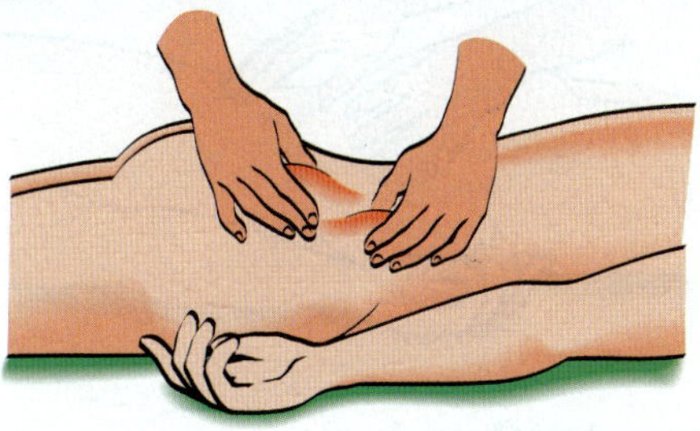

d) Pétrissage

Il s'agit de modelage profond des muscles effectué sur les parties charnues (flancs et membres). On l'utilise dans le massage sportif avant et après l'effort.

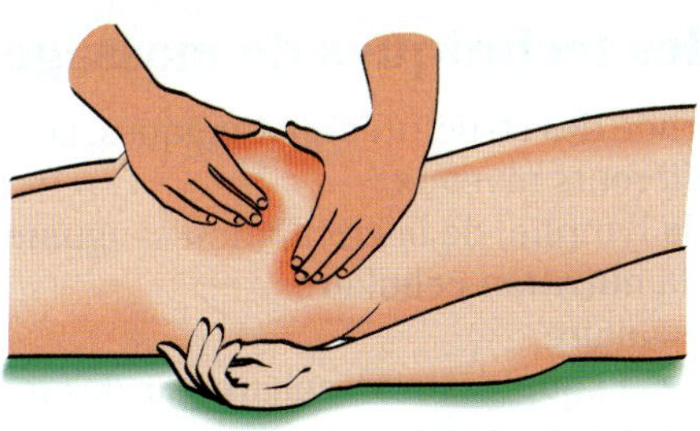

e) Pressions

Il s'agit de pressions exercées avec la pulpe des doigts et du pouce en petits cercles appuyés au niveau des masses musculaires, en particulier au niveau des petits muscles, des omoplates, du cou, des mains et des pieds.
On l'utilise comme tonique musculaire et circulatoire dans les massages sportifs.

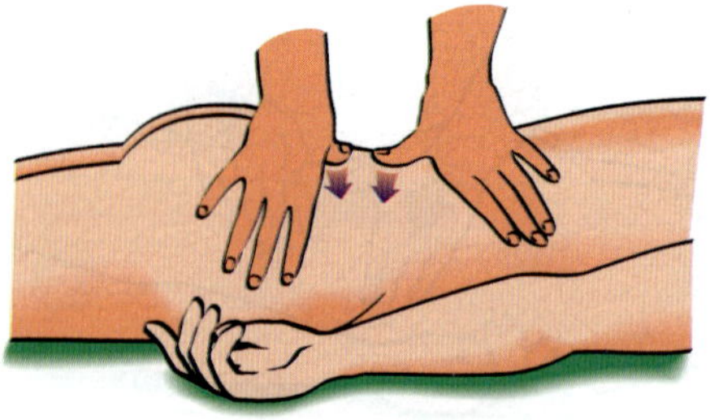

f) Frictions

Il s'agit de massages rigoureux en va-et-vient avec le bout des doigts.

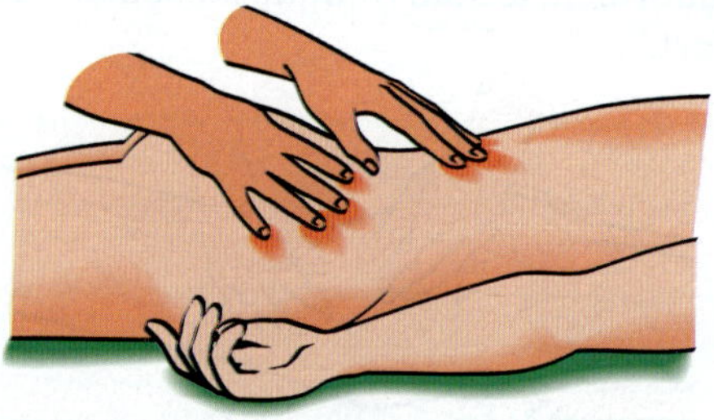

g) Digitopuncture et réflexologie

Il s'agit d'exercer une pression localisée sur des points particuliers en général sensibles, avec un mouvement circulaire dans le sens des aiguilles d'une montre. Cette pression pourra être exercée pendant deux minutes par point.

Impact des techniques de massage utilisées

Comme le révèle l'étude des structures anatomiques, la technique de massage utilisée va agir à différents niveaux :

- mobilisation de la lymphe, de la circulation sanguine
- amélioration de la nutrition cellulaire
- relâchement musculaire
- rétablissement de la souplesse articulaire par des massages sportifs
- stimulation des terminaisons nerveuses pouvant, dans le cas de la réflexologie ou de la digitopuncture, agir sur les organes entrant en résonance avec ces zones précises.

L'apport du massage aromatique

a) Action symptomatique

Une fois découverte l'efficacité des Huiles Essentielles par la voie cutanée, nous comprenons mieux comment l'action des Huiles Essentielles va soutenir et amplifier les effets mécaniques du massage. Nous accédons à l'efficacité thérapeutique du massage aromatique :

- les oxydes vont faciliter la circulation artériolaire et favoriser ainsi l'irrigation cellulaire dans les massages à visée circulatoire ;
- les monoterpénols, en mobilisant la lymphe, et les cétones, en soulageant la douleur, vont donner une nouvelle dimension au traitement de la cellulite ;
- les éthers et les esters vont, par leur action antispasmodique, métamorphoser les massages relaxants et décontracturants ;
- les aldéhydes et les cétones, par leur action anti-inflammatoire et antalgique, seront très utiles pour compléter les traitements du système locomoteur.

b) Influence psychosensorielle du massage aromatique

L'expérience clinique de l'application d'Huiles Essentielles en digitopuncture ou en réflexologie nous suggère que tout se passe comme si l'Huile Essentielle transmettait une information relevant tant de son influence psychosensorielle que de ses propriétés thérapeutiques. Cette information est d'autant plus active qu'elle est transmise à des niveaux riches en terminaisons nerveuses particulières.

D'autre part, le massage aromatique met en œuvre des molécules aromatiques volatiles difficilement solubles dans le sébum qui seront inhalées par le patient et le thérapeute. En stimulant les zones olfactives, elles vont agir directement sur les structures émotionnelles de l'individu et le placer dans un état de réactivité particulier révélant ainsi parfaitement leur influence psychosensorielle.

Ainsi, Lavandula vera décontractera et apportera du bien-être au patient, mais elle favorisera aussi le respect mutuel entre le masseur et son patient.

Un massage avec le Romarin (*Rosmarinus officinalis* s.b. 1.8 cinéole), outre son action hépatique bienfaisante, rendra à l'enfant et à l'adolescent une joie de vivre et une spontanéité qui éclateront en rires et bonne humeur dans la pièce ou le cabinet.

Bien plus qu'un simple élément de confort et de plaisir, la diffusion d'Huiles Essentielles fait partie intégrante de la panoplie thérapeutique du professionnel. Un complexe d'Huiles Essentielles adapté, diffusé pendant la séance de massage, accentuera encore les effets de l'influence psychosensorielle des odeurs.

Pour se sentir bien physiquement et mentalement, être en harmonie avec soi-même, rien ne vaut le massage aromatique. Alors, prenez votre corps en mains ! Résolument moderne, le massage aromatique s'avère être une méthode de soins naturelle, pratique et performante qui a le mérite d'être non iatrogène, rejoignant ainsi le *primum non nocere* (premièrement, ne pas nuire) d'Hippocrate.

HUILE DE MASSAGE N° 1
REVITALISATION ET REGENERATION CUTANEES

Gommer les effets du vieillissement grâce à une molécule miracle... le rêve de plus d'un chercheur !
Pourtant, en un peu plus d'un siècle, notre espérance de vie a doublé et tout porte à croire que l'espèce humaine ne va pas s'arrêter en si bon chemin. Comment retarder alors les premières marques du temps ou, si vous préférez, comment revitaliser et stimuler la régénération cutanée ?
On sait que le vieillissement est génétiquement programmé et qu'il diffère donc selon les individus. Certaines personnes font « vieilles » à 40 ans, alors que d'autres, à 75 ans, en font 15 de moins... Mais le processus est inéluctable, tout le monde finit par vieillir. Comment s'en aperçoit-on au niveau cutané ? Le plus simplement du monde ! La couche la plus profonde de la peau s'appelle le derme. Elle est composée essentiellement de fibres de collagène et d'élastine. Au fil des années, les fibres s'aplatissent, se raréfient et se cassent. La peau perd alors sa souplesse et sa fermeté.
Au niveau de l'épiderme (partie superficielle de la peau), l'activité des glandes sébacées et sudoripares se ralentit, le film hydrolipidique s'affine, la peau devient plus fine et plus sèche.
Seulement voilà, il n'y a pas que le vieillissement qui endommage la peau, il y a toutes les agressions extérieures, atmosphériques ou autres (alcool, tabac...), le soleil (cet ami qui nous veut du bien devient dangereux en cas de surexposition), tous les petits « bobos », les égratignures, les plaies superficielles qui pimentent notre vie quotidienne, les maladies de peau, les démangeaisons, les allergies cutanées... et la liste est loin d'être exhaustive ! Que faire alors ? Tout simplement nous occuper de notre peau, la soigner (le premier soin étant bien sûr la propreté !) et lui apporter des éléments nutritifs qui vont stimuler, revitaliser et accélérer la régénération cellulaire.

Synergie d'Huiles Essentielles spécifiques

Ylang-ylang (*Cananga odorata* o.p. fleurs)
Oranger amer (*Citrus aurantium* var amara o.p. feuilles)
Camomille romaine (*Chamaemelum nobile* o.p. capitules)
Carotte (*Daucus carota* o.p. semences)
Association avec les huiles végétales de Macadamia (*Macadamia integrifolia*), de Noisette (*Corylus avellana*) et d'Amande douce (*Prunus amygdalus*).

Cette association d'Huiles Essentielles combine une ambiance odoriférante des plus agréables avec une remarquable efficacité sur les tissus cutanés. Elle sera idéale pour lutter contre les effets du vieillissement dus principalement aux agressions chimiques et physiques que subit la peau. Cette synergie restaure la souplesse et l'élasticité cutanées ; son action régénérante sur les cellules épidermiques sera amplifiée par la stimulation de la micro-circulation locale. Les vertus calmantes et anti-inflammatoires de la Camomille et de l'Oranger amer complètent le soin.

Indications thérapeutiques

- Facilite la cicatrisation d'égratignures ou de plaies superficielles
- Apaise les démangeaisons dues à des eczémas ou à des allergies cutanées
- Nourrit la peau après exposition au soleil
- Prévient les vergetures pendant la grossesse
- Régénère les peaux atones, desséchées et dévitalisées.

Technique de massage

Massage à fleur de peau, sur tout le corps, y compris le visage. Sur tout le corps, cela signifie dans sa globalité, sans oublier... les orteils et les oreilles ! Un massage qui se veut doux mais aussi énergisant. Il va sans dire que pour ce massage complet, il est beaucoup plus facile et plus agréable de se faire masser. Mais vous pouvez très facilement, tous les jours, masser vos jambes, vos pieds, votre buste, vos bras, vos mains, votre cou et bien évidemment votre visage. Le dos, c'est plus difficile !

En cabinet, ce massage complet est aussi un extraordinaire moment de détente. On l'appelle alors massage californien. Une technique douce qui exclut tiraillements, pincements, claquements, et qui pourtant stimule trois fonctions essentielles :

- l'élimination des toxines par la peau,
- l'activation de la circulation des vaisseaux capillaires et des veines superficielles,
- la stimulation des nerfs par excitation de leurs extrémités.

Un massage presque magnétique puisqu'à aucun moment les mains du masseur ne quittent la peau du massé, un contact qui symbolise la communication avec autrui. Les muscles se relâchent, la tension tombe, la respiration devient légère et régulière, la peau « respire » en ouvrant ses pores. Le toucher est léger, doux, avec parfois une légère pression des mains.

HUILE DE MASSAGE N° 2
AMINCISSEMENT ET FERMETE DES TISSUS

La cellulite, l'ennemi n° 1 de la silhouette féminine…
De la graisse combinée à de l'eau et des déchets logés sous la peau à des endroits bien stratégiques du corps : fesses, culotte de cheval, cuisses, genoux… En termes médicaux, on évite le terme de cellulite, on parle de « rétentions lymphatiques localisées ».

Elle évolue en plusieurs phases. Au premier stade, les cellules graisseuses (adipocytes) augmentent de volume en minimisant le réseau capillaire sous-cutané. Ensuite, les adipocytes se regroupent, s'organisent en amas, se multiplient jusqu'à former des nodules adipeux. Enfin, ces nodules s'unissent à leur tour pour former ces boules un peu dures que l'on sent rouler sous la peau. Le tissu graisseux anormal, peu alimenté en sang, favorise la rétention d'eau en empêchant la bonne circulation de la lymphe. Le cercle vicieux s'installe alors : mauvaise circulation, donc mauvaise irrigation des tissus, ralentissement de la circulation, donc mauvaise élimination et peau engorgée (phénomène de « peau d'orange »).

Si une mauvaise circulation aggrave bien évidemment cette cellulite, il faut aussi savoir que celle-ci est souvent liée à un problème hormonal et qu'elle est aussi héréditaire. La cellulite apparaît en effet à des moments bien précis dans la vie d'une femme : puberté, grossesse et ménopause. Des périodes pendant lesquelles, sous l'effet de bouleversements hormonaux, les tissus retiennent plus facilement l'eau : on sait également qu'au niveau des cellules graisseuses existent des récepteurs qui empêchent la libération de la graisse. Un phénomène qui se transmet malheureusement souvent de mère en fille !

Il apparaît donc essentiel de traiter en premier lieu le problème circulatoire, puis de vérifier l'équilibre hormonal. Le massage minceur est, lui, plus que conseillé. Il stimule la circulation sanguine, élimine les toxines et relance les échanges cellulaires. L'huile de massage aromatique va amplifier les effets de ce massage et contribuer à restaurer la fermeté des tissus.

Synergie d'Huiles Essentielles spécifiques

Laurier noble (*Laurus nobilis* o.p. feuilles)
Cèdre de Virginie (*Juniperus virginiana* o.p. bois)
Carotte (*Daucus carota* o.p. semences)

Géranium odorant (*Pelargonium graveolens* o.p. feuilles)
Palma-rosa (*Cymbopogon martinii* o.p. herbe)
Association avec les huiles végétales de Noisette (*Corylus avellana*) et de Macadamia (*Macadamia integrifolia*).

L'association du Laurier noble et du Cèdre de Virginie active efficacement la circulation lymphatique et artério-veineuse, facilitant ainsi l'élimination des toxines. Cette action sera renforcée par la Carotte, le Géranium odorant et le Palma-rosa sur base d'huiles végétales de Noisette et de Macadamia, lesquelles complètent le soin et agissent en tant qu'anti-inflammatoires, toniques cutanés et régénérants, et contribuent à la vitalité et à la souplesse de l'épiderme.

Le massage quotidien garde à la peau toute son élasticité et évite tout relâchement disgracieux. Un soin également très efficace s'il vient en complément des techniques de médecine esthétique : liposculpture, électro-lipophorèse, mésothérapie, ultra-sons ou autres.

Indications thérapeutiques

- **Entretien quotidien** des tissus infiltrés, douloureux, atones, ayant un aspect de « peau d'orange »

- **Soins spécifiques :**
  - lymphœdèmes des membres inférieurs, rétentions localisées à type de cellulite ou bourrelets adipeux abdominaux et culotte de cheval ;
  - traitement de certaines douleurs chroniques et localisées dues à un ralentissement du métabolisme des organes profonds (foie, pancréas, reins, intestin) en activant la circulation du liquide interstitiel et de la lymphe qui est notre véritable sève ;
  - distension cutanée abdominale pendant la grossesse.

Technique de massage

Matin et soir, massez-vous le corps, en particulier au niveau des cuisses, des fesses, des genoux, mais aussi au niveau du haut des bras et du ventre, par des mouvements circulaires en insistant sur les zones qui vous semblent particulièrement infiltrées. Vous pouvez aussi pratiquer le palper-rouler, une pratique très prisée dans les instituts de beauté. La peau, prise entre le pouce, l'index et le majeur, est légèrement décollée et roulée entre les doigts. On termine le massage par des vibrations exécutées avec le tranchant de la main.

Le drainage lymphatique

Le principe du drainage lymphatique repose sur des pressions douces, effectuées sur les ganglions placés sur le trajet de la lymphe dans le sens de sa circulation. La lymphe est le liquide incolore dont le circuit est parallèle au circuit veineux. C'est elle qui draine, sous notre peau, déchets et toxines, et si elle a tendance à stagner, les échanges deviennent difficiles et les tissus s'engorgent. Les membres se mettent à gonfler, eau et substances sont retenues dans les tissus.

Toujours pratiqué par un spécialiste, le massage se fait soit à mains nues, c'est-à-dire sans crème ni huile, soit avec une huile de massage aromatique. Les doigts ne doivent pas glisser mais appuyer. Ils avancent par petites pressions, le long du circuit lymphatique, depuis la tête jusqu'aux pieds. Mais le drainage lymphatique sera encore plus efficace si quelques heures avant la séance, vous avez vous-même massé tout votre corps avec l'Huile de massage n° 2.

Le système lymphatique (vue de face)

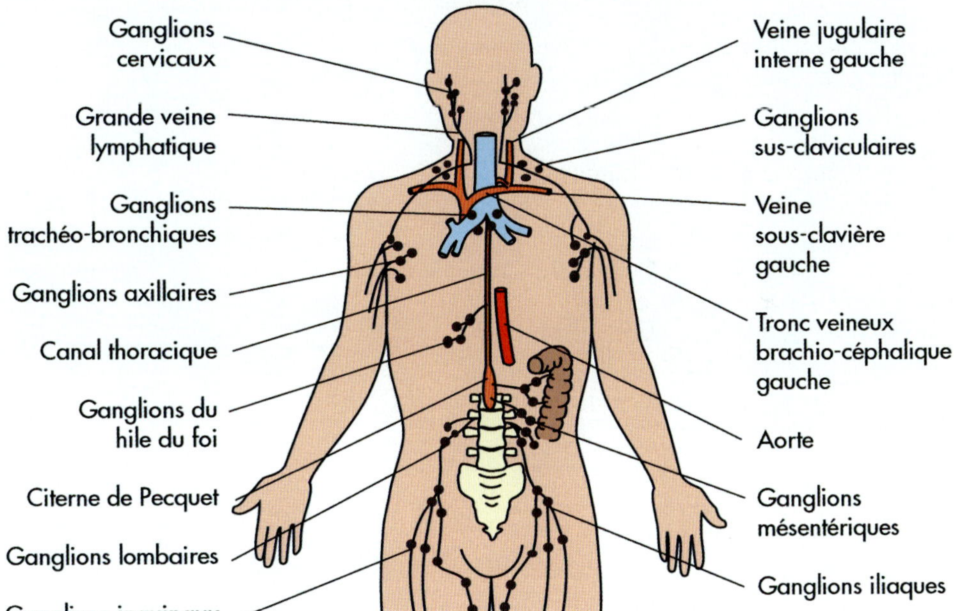

Une bonne hygiène de vie

Une bonne hygiène de vie renforcera et stabilisera les effets bénéfiques du massage aromatique.

Votre alimentation sera riche en protéines, fibres, fruits et légumes, mais pauvre en sucres, graisses cuites et féculents. Vous veillerez à boire en quantité suffisante (de l'eau, des tisanes, des jus de légumes ou de fruits frais), mais sans excès, surtout si vous êtes sujette à la rétention d'eau. Et vous n'oublierez jamais qu'une activité physique est indispensable aussi bien à votre santé qu'à votre beauté corporelle. La marche, la natation et la bicyclette sont à la portée de toutes et de tous.

HUILE DE MASSAGE N° 3
DETENTE ET RELAXATION

Le stress ! Nous en avons plein le corps. Dans le plexus, les muscles cervicaux, les pieds et les jambes.

Normal, nous en avons besoin pour vivre car c'est par lui que le corps réagit quand il est soumis aux agressions extérieures qu'il doit assimiler. Mais point trop n'en faut. D'accord pour le bon stress mais non à celui qui finit par déstabiliser notre vie.
Et oui au massage détente du soir, oui à ce moment privilégié pendant lequel on évacue tous les problèmes de la journée. Une fois l'habitude prise, on a du mal à se passer de ces instants privilégiés qui décompressent le corps et facilitent l'endormissement. Un massage aromatique avec des Huiles Essentielles qui ont un fort impact sur le système nerveux car elles agissent d'abord en fonction de l'influence psychosensorielle des odeurs.

Un massage particulièrement adapté aux enfants qui présentent une nervosité excessive, des troubles du sommeil, des difficultés d'endormissement et qui sont parfois sujets aux cauchemars. Le bien-être sera immédiat mais l'enfant en ressentira encore les bienfaits le lendemain.

Synergie d'Huiles Essentielles spécifiques

Camomille romaine (*Chamaemelum nobile* o.p. capitules)
Oranger amer (*Citrus aurantium* var. amara o.p. feuilles)
Lavande officinale (*Lavandula officinalis* o.p. fleurs)
Association avec l'huile végétale de Macadamia (*Macadamia integrifolia*)

Ces Huiles Essentielles ont pour qualités majeures d'apporter un apaisement psychologique et de participer efficacement à l'équilibre nerveux. Ces trois Huiles Essentielles ont un effet antispasmodique et agissent sur la douleur ressentie au niveau du plexus solaire principalement. L'enfant angoissé décrira plutôt un « mal de ventre », assez souvent péri-ombilical.

Indications thérapeutiques

- Troubles de l'endormissement, mauvaise qualité du sommeil, dit "non réparateur",
- Troubles du sommeil de l'enfant : cauchemars et sommeil agité,

- Spasmophilie et son cortège de troubles fonctionnels : céphalées, vertiges, gorge nouée, spasmes intestinaux,
- Palpitations, tachycardie,
- Troubles du comportement, agressivité, pleurs, mauvaise adaptabilité aux situations,
- Conséquences du stress, nervosité, irritabilité,
- Etat dépressif, suites de chocs émotionnels (perte d'emploi, divorce, décès...),
- Asthme aggravé par des crises d'angoisse incontrôlées.

Technique de massage

Un massage élémentaire qui fait simplement appel à la douceur. Il suffit de masser doucement tout le corps en insistant plus particulièrement au niveau des épaules, du plexus solaire, des mollets et des pieds. Un massage qui se fait avec la paume des mains passée en effleurements sur le corps. Mais la véritable détente est indissociable d'une bonne respiration. Or peu de gens savent véritablement bien respirer. Pourtant, « respirer, c'est vivre, apprendre à respirer, c'est apprendre à vivre intégralement » disent les adeptes du yoga.
Inspirer, expirer, inspirer, expirer... bien sûr nous le faisons 24 h sur 24, mais d'une façon tellement habituelle que nous oublions que sans respiration, nous n'existerions pas ! Nous n'y prêtons attention que lorsque notre souffle se manifeste de manière particulière : respiration pénible, ou sifflante, saccadée, voire perte de respiration sur de courts instants... en cas justement de fortes crises de stress.

Le diaphragme joue un rôle majeur dans la respiration. En mouvement d'inspiration, quand les poumons se dilatent, le diaphragme s'abaisse. Au contraire en mouvement d'expiration, les poumons se vident et le diaphragme remonte. La respiration agit sur la circulation et sur tout le tractus digestif. C'est pourquoi il est aussi mauvais pour la santé de respirer superficiellement que d'avaler de la nourriture sans la mâcher.
Le contrôle de la respiration doit même être considéré comme un élément essentiel au bien-être et à la forme. Aujourd'hui, au bureau ou au volant de votre voiture, la gymnastique respiratoire permet à la fois de vous détendre, d'améliorer la circulation sanguine et de raffermir la barre abdominale.

Voici un exercice simple à pratiquer dix fois. On peut répéter la séquence dans la journée et en particulier le soir au moment du coucher :
Relâchez, puis gonflez le ventre pour élargir d'abord la base des poumons. Augmentez ensuite le volume d'air inspiré en bombant le thorax, les épaules

vers le bas et en arrière, omoplates rapprochées. Comptez 16 temps, puis 17, et encore davantage si vous pouvez. C'est pendant ce temps que vos poumons distribuent l'oxygène.

1. Durant l'inspiration, les poumons redistribuent l'oxygène nécessaire au métabolisme et à la vie de nos cellules ; cette inspiration profonde développe la capacité respiratoire et lutte contre l'essoufflement.

2. L'expiration permet d'éliminer le gaz carbonique. Plus l'expiration est profonde, plus vous libérez de place pour un bon bol d'oxygène.
Soufflez complètement sans forcer, puis rentrez progressivement le ventre à la fin de l'expiration. Comme une pompe qui appuierait sur vos poumons puis sur le diaphragme jusqu'au ventre.
Méthode douce et efficace pour renforcer les abdominaux et se détendre ; pratiquée le soir, elle facilite l'endormissement.

Note : il est conseillé d'éviter les boissons excitantes comme le café et le thé le soir au coucher.

Le massage Ayurvédique

Très en vogue aux Etats-Unis, encore peu connu en France, le massage ayurvédique est originaire de l'Inde.
Un véritable soin thérapeutique pour détoxiquer l'organisme, faciliter les échanges et surtout détendre. En Inde, on le pratique le corps recouvert d'un drap de lin imbibé d'huile de carthame ou de moutarde. Le masseur presse les carrefours de la circulation lymphatique et veineuse pour en équilibrer les flux. Le corps se relâche complètement, s'oublie sous les doigts du masseur. Idéal pour les insomniaques !
On se réveille le lendemain extraordinairement reposé, détendu, relaxé, et surtout on s'étonne de respirer à pleins poumons.

HUILE DE MASSAGE N° 4
ASSOUPLISSEMENT ET DETENTE DE LA NUQUE

Le cou est la plus noble conquête du visage. Il le porte, le dirige, lui donne des inclinaisons qui séduisent. Il lui permet ces mouvements qui veulent dire oui ou non et font partie du langage de l'émotion. On pourrait encore le comparer à une liane dans laquelle un corps s'enveloppe de beauté, intermédiaire subtil entre le regard qui sait capter l'attention et la démarche qui lui doit sa légèreté et son élégance.

Un cou, c'est fragile. D'abord parce qu'il supporte une tête (5 à 7 kilos) et parce qu'il est le lien physique entre la tête et le corps. Nuque et cou se bloquent facilement. Une région souvent raide et tendue, réceptacle de nos émotions et de nos contrariétés. Des os (la colonne vertébrale) mais aussi des muscles qui travaillent continuellement au bon service des mouvements de notre tête.

Synergie d'Huiles Essentielles spécifiques

Camomille romaine (*Chamaemelum nobile* o.p. capitules)
Oranger amer (*Citrus aurantium* var. amara o.p. feuilles)
Laurier (*Laurus nobilis* o.p. feuilles)
Ravensare (*Ravensara aromatica* o.p. rameaux)
Association avec l'huile végétale de Macadamia (*Macadamia integrifolia*).

L'action anti-inflammatoire de la Camomille romaine associée à l'Oranger amer dynamise la micro-circulation des masses musculaires du cou et participe ainsi à leur assouplissement. Le Laurier agit ici en tant que neurotonique ; ses qualités ajoutées à la puissance du Ravensare rendent à celui qui a le « cou cassé » ou qui en a « plein le dos » une énergie restructurante et stimulante. Cette huile de massage décontracte toute la région sensibilisée.

Indications thérapeutiques

L'efficacité de cet auto-massage sera appréciée dans les cas de :
- raideurs douloureuses du cou et de la nuque,
- torticolis,

et lorsque le sujet présente :
- de l'arthrose cervicale, qui se manifeste par des mouvements douloureux, des céphalées, et entraîne une limitation progressive de la mobilité de la tête et du cou,

- les suites du « coup du lapin » : ce contre-coup au cours duquel la nuque est violemment sollicitée peut faire souffrir des mois et occasionner une prescription inadaptée d'antidépresseurs et d'anxiolytiques.
Cette huile de massage devra être utilisée sur de longues périodes et associée à des séances de kinésithérapie.

Technique de massage

Un massage qui se pratique en position assise, la tête légèrement penchée en avant, les doigts placés en haut du cou, derrière les oreilles. On appuie les doigts en les faisant glisser lentement par petits mouvements rotatifs jusqu'à la base du cou. Pour que l'exercice soit complet, il est recommandé de le poursuivre jusque sur les épaules, en suivant le trajet des muscles et en insistant sur les points douloureux qui correspondent aux points de tension. Attention là aussi à la respiration sur une base d'inspirations et d'expirations lentes et régulières.

Muscles de la nuque et du dos

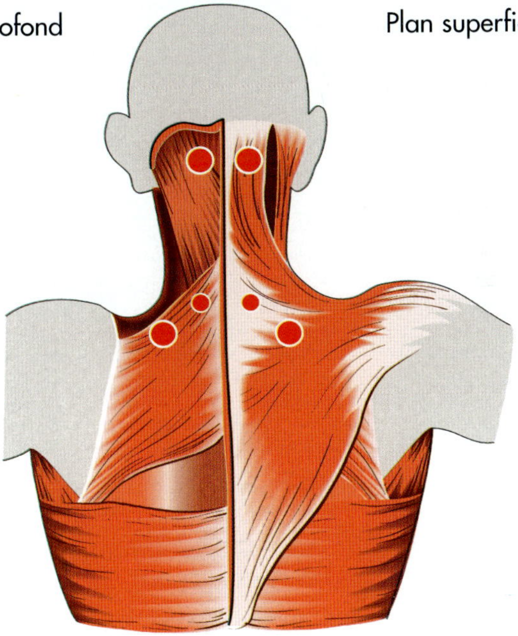

Si votre cou est fragile, soyez attentif(-ve) à quelques petits détails de la vie quotidienne. Oreillers et traversins ne doivent être ni trop rembourrés ni trop surélevés pour épouser la juste courbure du cou. Attention à l'humidité et au froid : adoptez le port d'un petit foulard de soie. Enfin, n'hésitez jamais à consulter un bon ostéopathe-kinésithérapeute pour toute douleur persistante.

La digitopuncture (appelée aussi acupression)

Si l'acupuncture se pratique à l'aide d'aiguilles, la digitopuncture utilise l'extrémité des doigts pour exercer un massage ferme sur des points de repère identiques à ceux utilisés en acupuncture. Un « massage » que l'on peut tout à fait pratiquer chez soi sans aucun danger, même s'il est préférable de se faire masser. Si la digitopuncture s'effectue avec des mains sèches et propres et généralement sans apport d'Huile Essentielle, on note dans la pratique quotidienne que les résultats sont plus rapidement obtenus lorsqu'on utilise une huile de massage aromatique.

HUILE DE MASSAGE N° 5
SOUPLESSE ET MOBILITE DES ARTICULATIONS

L'arthrose, la plus fréquente des maladies articulaires, est le résultat d'une dégénérescence du cartilage qui, en se déshydratant, perd sa souplesse et son élasticité, et diminue d'épaisseur jusqu'à quelquefois disparaître. Une maladie qui découle en quelque sorte de l'« usure ». Le mot « rhumatisme » désigne, lui, l'ensemble des maladies qui touchent l'appareil locomoteur et surtout les articulations. Ces affections sont douloureuses, synonymes de raideurs, de frein à la mobilité, typiquement le matin, et de sensibilité au froid et à l'humidité.

Articulation

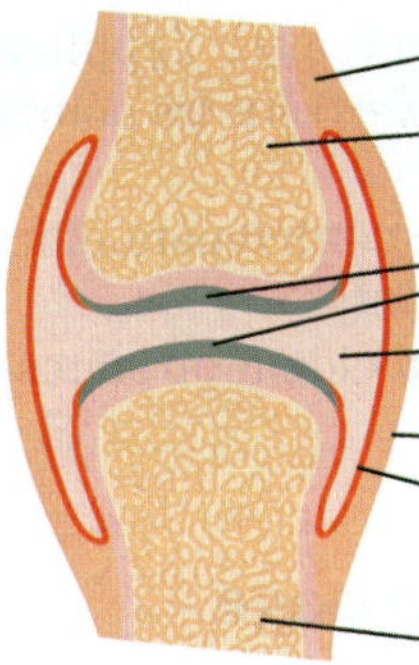

Synergie d'Huiles Essentielles spécifiques

Myrrhe (*Commiphora myrrha* o.p. gomme résine)
Genévrier (*Juniperus communis* o.p. rameaux)
Laurier (*Laurus nobilis* o.p. feuilles)
Lavande aspic (*Lavandula spica* o.p. fleurs)
Romarin (*Rosmarinus officinalis* s.b. 1,8 cinéole)
Association avec l'huile végétale de Macadamia (*Macadamia integrifolia*).

La souplesse sera facilitée grâce à la Myrrhe dont les propriétés anti-inflammatoires agissent sur les tendons et les capsules périarticulaires. La force du Laurier, dont la qualité principale est la puissance anti-dégénérescente, encourage l'individu à aller de l'avant malgré les douleurs articulaires. La Lavande aspic par ses propriétés antalgiques et anti-inflammatoires améliore le confort du rhumatisant. Le Romarin 1.8 cinéole, par son action tonique sur la micro-circulation locale, facilite l'élimination des déchets métaboliques tels que l'acide urique.

Indications thérapeutiques

Cette huile de massage procure un soulagement conséquent dans les pathologies rhumatismales où elle remplace avantageusement toutes les pommades antalgiques ou anti-inflammatoires d'origine synthétique dont l'utilisation est inévitable sur de très longues périodes :
- arthrose, en particulier des petites articulations (doigts, orteils) ou rhumatismes entraînant des déformations douloureuses ;
- rhumatismes inflammatoires et chroniques ;
- périarthrite de l'épaule. L'huile de massage diminue la durée de l'immobilisation douloureuse de l'épaule et ne contre-indique en rien les traitements spécifiques ;
- épicondylite (tennis-elbow) ; en alternance avec l'application d'Huile Essentielle de Gaulthérie (*Gaultheria procumbens*) sur les points douloureux.

Dans les cas de traumatismes localisés, elle contribuera efficacement à la rééducation de la mobilité des membres atteints :
- traumatismes articulaires consécutifs à un accident ou suites de chirurgie,
- suites d'entorse et de luxation.

Technique de massage

Il est bien évident que seul un spécialiste est habilité à pratiquer un massage médical en cas d'arthrose, de rhumatisme ou d'arthrite. Tout comme il est évident que l'on ne masse pas une articulation enflammée sans diagnostic préalable.
Mais il est tout à fait recommandé à une personne qui ressent des douleurs et des difficultés de mobilité des articulations de masser, le matin et le soir au coucher, ou encore à la demande, les endroits douloureux de son corps. Le massage aromatique apporte toujours un soulagement. Il consiste alors à faire pénétrer le plus délicatement possible, avec des gestes doux, l'huile de massage pour bénéficier de l'action thérapeutique des Huiles Essentielles.

Une bonne hygiène de vie

L'arthrose affecte particulièrement les gros mangeurs de féculents et de protéines animales. Il est donc conseillé de contrôler les excès de poids en corrigeant l'alimentation :

- arrêter la charcuterie,

- diminuer les viandes rouges et les remplacer par des viandes blanches de bonne qualité (poulets fermiers),
- préférer les poissons, les légumes et les fruits,
- ne pas oublier de boire des eaux peu minéralisées qui participent à l'élimination des toxines.

Le sport et les efforts physiques violents ou répétitifs qui agressent un cartilage déjà fragile sont à déconseiller.

HUILE DE MASSAGE N° 6
PREPARATION A L'EFFORT MUSCULAIRE ET RECUPERATION

L'appareil locomoteur, constitué de muscles, d'os et d'articulations, nécessite une attention et un soin tout particuliers sinon raideurs, courbatures, contractures, douleurs et inflammations telles que tendinites deviendront les compagnes d'une activité physique mal adaptée et mal préparée. Chacun a déjà eu l'occasion de ressentir les conséquences douloureuses d'un geste inhabituel répété lors d'un séjour de ski, d'une partie de tennis, d'une randonnée, ou tout simplement d'une séance de jardinage après quelques mois d'une vie sédentaire rythmée par le métro-boulot-dodo.
Mais le sportif confirmé n'est pas non plus épargné. Outre le surmenage sportif, il sait bien que le corps s'adapte à des gestes et des efforts très spécifiques de sa discipline et qu'il n'est pas à l'abri de courbatures au moindre exercice inaccoutumé ou mal réalisé.
En plus de l'inconfort, ces symptômes accélèrent le vieillissement tissulaire ; ils sont favorisés par la sédentarité, une mauvaise irrigation sanguine des tissus, une préparation insuffisante à l'effort, une mauvaise alimentation qui surcharge le terrain, etc.

Le massage aromatique se révélera souverain avant l'effort pour faciliter l'irrigation des tissus et préparer muscles et articulations, prévenant ainsi courbatures, crampes et claquages. Après l'effort, il contribuera à drainer les toxines métaboliques (notamment l'acide lactique) et à accélérer la récupération.

Il sera également salutaire en cas de douleurs ou d'inconfort musculaire consécutifs aux crispations dues au stress, aux faux-mouvements ou encore à de mauvaises postures de travail.
En dehors de toute activité sportive, on souffre fréquemment de douleurs vasculaires et de crampes provoquées par la sédentarité, la mauvaise alimentation et le stress.

Synergie d'Huiles Essentielles spécifiques

Bois de Rose (*Aniba rosaeodora* o.p. bois)
Lavandin abrial (*Lavandula hybrida* clone *abrialis* o.p. fleurs)
Menthe poivrée(*Mentha piperita* s.b. menthol)
Romarin (*Rosmarinus officinalis* s.b. 1,8 cinéole)
Association avec l'huile végétale de Macadamia (*Macadamia integrifolia*).

Le Bois de Rose stimule les échanges métaboliques des tissus musculaires et facilite le drainage des toxines en renforçant la circulation lymphatique. Le Romarin et la Menthe poivrée se combinent pour activer la tonicité de la micro-circulation musculaire et agir comme antalgiques vasculaires. Le Lavandin abrialis apportera ses vertus anti-inflammatoires et décontractera le muscle, ce qui permettra de tenir plus longtemps et de mieux récupérer !

Indications thérapeutiques

- Avant et après une activité sportive intense pour éviter courbatures, crampes et claquage musculaires,
- Douleurs musculaires dues au stress, aux mauvaises postures de travail, aux efforts intempestifs du week-end et des vacances,
- Suite de traumatismes musculaires dus à des chocs directs sur le muscle, ce qui provoque hématomes et micro-ruptures musculaires,
- Courbatures post-grippales dues à l'accumulation de toxines dans les muscles.

Technique de massage

Le massage consiste tout d'abord en un véritable « massage respiratoire » : Bouche fermée, respirez profondément par le nez en partant du bas ventre. Faites monter l'air en dilatant le thorax dans le haut de la poitrine, puis faites-le revenir 2 à 3 fois de suite dans le bas ventre avant d'expirer. Répétez l'exercice deux ou trois fois. Ensuite, pratiquez le massage aromatique en deux temps :

- *avant l'effort* : frictionnez énergiquement les muscles concernés, massez par pétrissage de manière à mobiliser les muscles et à faire pénétrer l'huile de massage en profondeur ;
- *après l'effort* : étalez à nouveau l'huile de massage pour prévenir les courbatures du lendemain.

Dans le cas de *claquage*, appliquez cette huile matin et soir, comme lors de traumatismes avec hématomes. Mais, dans ce dernier cas, il ne faut avoir recours qu'à des effleurages légers.

Pour des crampes, en particulier de classiques crampes nocturnes des mollets, massez-vous doucement le soir au coucher et au moment de la douleur.

Une bonne hygiène de vie

Une règle d'or : n'abordez jamais une épreuve sportive ou un effort soutenu sans échauffement. C'est en négligeant cette préparation que nous provoquons

les crampes, les contractures, les claquages musculaires et les entorses.
- Une autre clé : afin d'améliorer les performances et la récupération post-effort, buvez abondamment de l'eau de bonne qualité (peu minéralisée).
- Un muscle souple est moins exposé aux accidents ; les exercices d'assouplissement et de stretching après l'effort permettent une meilleure récupération et constituent la meilleure des préventions.
- La récupération après un effort sera favorisée par une bonne oxygénation des tissus musculaires : respiration profonde, marche, massages en seront les meilleurs alliés.
L'énergie du muscle, c'est le glycogène, qui, lorsqu'il est utilisé génère de l'acide lactique. L'accumulation de ces déchets acides provoque courbatures et fatigue. L'élimination de l'acide lactique nécessite un apport d'oxygène.
- Le magnésium naturel, le meilleur étant le magnésium d'origine marine*, par exemple, facilite le relâchement musculaire et la récupération.

Il reste à chacun de trouver la méthode adaptée à sa condition physique.

HUILE DE MASSAGE N° 7
ENTRETIEN DE LA TONICITE CIRCULATOIRE

Pratiquement tout le monde a connu, connaît ou connaîtra un jour des ennuis circulatoires. Nous n'aborderons pas ici les problèmes circulatoires graves (phlébites, embolies...) Lorsque nous parlons de tonicité circulatoire, il s'agit de la micro-circulation périphérique, qui doit en permanence adapter le débit sanguin dans les capillaires à la demande des tissus locaux (peau, muscles, tendons, etc.) Si tel n'est pas le cas, il y a trop peu de sang, les extrémités deviennent bleues, on dit qu'elles « se cyanosent ». S'il y en a trop, les extrémités rougissent et deviennent battantes et brûlantes. Il se peut aussi, plus rarement tout de même, que le lit capillaire soit tari : il n'y a plus de sang et les extrémités sont blanches, glacées et très douloureuses (douleurs à type de pincement).

Le stade ultime de cette mauvaise circulation se rencontre chez les personnes atteintes de la maladie de Raynaud qui peut être très invalidante, en particulier durant les mois froids, et se compliquer d'engelures fort pénibles. Sans aller jusqu'à de tels extrêmes, les personnes qui ajustent mal leur flux sanguin aux besoins métaboliques locaux se reconnaissent à leur mauvaise adaptation au chaud et au froid. Ces personnes ont les pieds et les mains, et souvent le nez et les oreilles, froids, même glacés, plus ou moins violacés. Cette mauvaise circulation périphérique est désagréable, douloureuse, avec même, en hiver, l'apparition d'engelures.

Synergie d'Huiles Essentielles spécifiques

Oranger amer (*Citrus aurantium* var. amara o.p. feuilles)
Hélichryse (*Helichrysum angustifolium* o.p. sommités fleuries)
Lavande (*Lavandula officinalis* culture o.p. plante fleurie)
Romarin (*Rosmarinus officinalis* s.b. 1,8 cinéole)
Association avec l'huile végétale de Macadamia (*Macadamia integrifolia*).

Le Romarin, spécifique de la tonicité de la micro-circulation locale, s'associe avantageusement avec l'Hélichryse qui diminue la viscosité du sang. La combinaison est exaltée par l'action anti-inflammatoire et antalgique de la Lavande officinale qui prévient les complications de type engelures.

Indications thérapeutiques

Cette huile de massage a une action symptomatique sur :

- les extrémités froides, violacées, douloureuses, dues à une mauvaise circulation artério-capillaire des mains et des pieds,
- les engelures des doigts et orteils caractérisées par une enflure dure et douloureuse qui aboutit parfois à des crevasses,
- la fragilité des capillaires cutanés, la couperose (congestion disgracieuse due à la dilatation vasculaire des capillaires du visage), les varicosités des jambes,
- les hématomes spontanés, les ecchymoses par fragilité capillaire.

Dans le cas de pathologies lourdes telles que les conséquences de l'artérite et du diabète qui contribuent à fragiliser les artérioles et capillaires des extrémités, facilitant l'apparition de petites plaies cutanées facilement surinfectées, l'huile de massage contribuera efficacement au confort du patient sans être contre-indiquée avec les médicaments spécifiques.

Artères du bassin et du membre inférieur (vue postérieure)

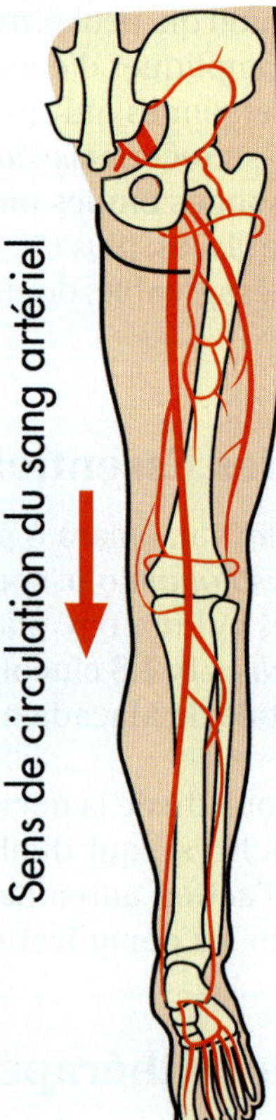

Technique de massage

En cabinet, des séances de drainage lymphatique seront bénéfiques, mais c'est le massage aromatique quotidien, chez soi, qui donnera les meilleurs résultats. L'application de l'huile de massage se fera sur les zones marquées par les varicosités, qui ne disparaîtront pas mais dont l'évolution sera stoppée par un soin régulier.
On pourra compléter ce massage par un traitement aromatique par voie buccale, lequel visera à une bonne régulation de la circulation artériolaire. Massage simple puisqu'il suffit d'appliquer l'huile aromatique sur les doigts, mains, poignets, pieds, chevilles et même visage, en faisant bien pénétrer.

Une bonne hygiène de vie

Sont recommandés :
- le magnésium naturel d'origine marine*;
- la marche, les activités de plein air, la mobilisation des membres, les exercices respiratoires pour mieux oxygéner le sang ;
- l'exercice de la motricité des vaisseaux par l'alternance de bains chauds et douches froides à effectuer avec prudence, sous la surveillance d'un angéiologue ;
- une alimentation légère : crudités, fibres, poissons, eaux peu minéralisées.

Sont à éviter ou à surveiller :
- drogues, médicaments et substances chimiques de synthèse (produits à base d'hormones, comme les œstroprogestatifs, etc.) pouvant perturber le système nerveux
- alcool, café, thé, excitants, aliments raffinés, sucreries, graisses, féculents...

Note : dans tous les cas, un bilan vasculaire soigneux (doppler, radio, etc.) s'imposera en cas de persistance des troubles. Ce bilan permettra de remédier à une malformation vasculaire ou autre.

HUILE DE MASSAGE N° 8
AMELIORATION DE LA CIRCULATION VEINEUSE ET SOULAGEMENT DES JAMBES LOURDES

Les problèmes de circulation veineuse touchent au moins 50% des Français. Les femmes sont les plus touchées puisque 70% d'entre elles disent souffrir des jambes.
Jambes lourdes, douloureuses, gonflées le soir ou après une après-midi de shopping : des désagréments qui surviennent lorsque le sang qui retourne vers le cœur, chargé de gaz carbonique et de toxines tissulaires, stagne dans des veines aux parois affaiblies.
La vie sédentaire, le piétinement, la station debout prolongée, le temps chaud et humide, sont autant de facteurs qui ralentissent la circulation veineuse profonde et favorisent la dilatation des vaisseaux capillaires de surface, l'apparition d'œdèmes des chevilles et des jambes, et de varices disgracieuses.

Un petit rappel de physiologie circulatoire pour mieux comprendre.
Au niveau de ce que les médecins appellent la grande circulation, voilà quel est, en résumé, le circuit sanguin : à l'aller, le sang oxygéné part du cœur et suit la voie artérielle. Au retour, il est reconduit vers le cœur par les veines. Les artères, qui partent du cœur, se divisent en vaisseaux de plus en plus petits pour apporter à nos organes et à nos cellules les éléments nécessaires à leur vie (oxygène, glucides, protides, lipides, vitamines, etc.) Les micro-vaisseaux qui irriguent ces cellules s'appellent capillaires : dernière ramification des vaisseaux sanguins, ils sont les éléments de liaison entre le système artériel et le système veineux qui reconduit le sang au cœur puis aux poumons, où il est rechargé en oxygène. Tous les échanges métaboliques des tissus se font par l'intermédiaire des capillaires. La qualité de ces échanges est déterminante pour la vitalité des tissus et pour éviter ainsi l'apparition de cellulite.

Le circuit veineux est un circuit à basse pression, contrairement au sang artériel. Au niveau des membres inférieurs, ce qui mobilise le sang veineux vers le cœur et contre l'effet de pesanteur, c'est la pompe musculaire. A chaque pas que l'on fait, les contractions musculaires font monter le sang veineux vers le cœur. Pour contrecarrer l'effet de pesanteur, des valves de retenue (véritables clapets anti-retour) sont disposées tout au long des veines.
Quand le sang circule mal dans le réseau des veines profondes, les veines superficielles se dilatent car le sang est dérivé vers le réseau superficiel par des veines que l'on appelle perforantes. Les vaisseaux sanguins et lymphatiques sont fragilisés et engorgés. L'entretien de cet admirable circuit

implique un minimum de précautions pour prévenir les troubles multiples résultant d'une mauvaise circulation : jambes lourdes, hémorroïdes, varices, phlébite, ulcère variqueux.
Le massage aromatique permet de pallier l'insuffisance veineuse des membres inférieurs dès ses premiers signes, mais aussi de l'améliorer lorsque des varices ont déjà fait leur apparition.

Veines du bassin et du membre inférieur (vue postérieure)

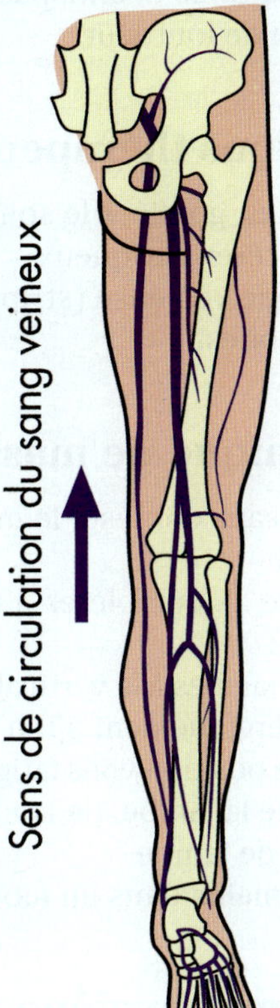

Synergie d'Huiles Essentielles spécifiques

Ciste (*Cistus ladaniferus* o.p. rameaux)
Cyprès toujours vert (*Cupressus sempervirens* o.p. rameaux)
Lavandin (*Lavandula hybrida* clone *abrialis* o.p. fleurs)
Romarin (*Rosmarinus officinalis* s.b. 1,8 cinéole)
Association avec l'huile végétale de Macadamia (*Macadamia integrifolia*).

Cette huile facilite le massage et le rend moins traumatisant pour les veines ; par sa composition spécifique elle tonifie la circulation veineuse tout en étant anti-inflammatoire.

L'association du Ciste, du Cyprès et du Romarin facilite le retour veineux. Le premier restitue leur élasticité aux gros troncs veineux dilatés, le second décongestionne la paroi veineuse, le troisième diminue la viscosité sanguine, et soulage l'œdème et la congestion des jambes.
Par leurs vertus anti-inflammatoires et antispasmodiques, le Lavandin et le Romarin calment la sensation de lourdeur.

Indications thérapeutiques

- Jambes lourdes, douloureuses, gonflées le soir
- Varices et prévention des ulcères variqueux
- Suites de sclérose de chirurgie veineuse (stripping, chiva)
- Prévention et suites de phlébites.

Technique de massage

Le drainage lymphatique est sans conteste le massage le mieux adapté aux problèmes circulatoires.
Rythme idéal : 2 par semaine. A compléter à domicile par des exercices d'auto-massage lymphatique :
Allongé(e) sur le dos, levez les jambes à la verticale. Massez un pied des orteils au talon doucement, plus énergiquement s'il n'y a pas de varices, en vous servant de l'autre pied. Si cette position vous fatigue, prenez légèrement appui contre un mur. Massez ensuite la jambe, de la cheville au genou, toujours à l'aide de votre pied. Changez de jambe.
Pour les cuisses, utilisez vos mains dans un mouvement ascendant.

Une bonne hygiène de vie

A l'origine de l'insuffisance veineuse : une dilatation des veines dont les parois ont perdu une partie de leur tonicité. L'augmentation du volume sanguin dans le réseau veineux superficiel inflige une pression très forte sur tous ces vaisseaux, qui se dilatent. L'insuffisance veineuse est à prendre au sérieux dès les premiers symptômes.
La consultation médicale est impérative. Le médecin prescrit en général des veino-toniques, des cures thermales.
A noter que les traitements chirurgicaux et médicaux ne corrigent pas les causes. Il est nécessaire de les compléter par des soins naturels comme le

massage aromatique et une bonne hygiène de vie. Si les varices sont déjà installées, stabiliser la circulation écarte les risques d'ulcère variqueux, d'eczéma et de phlébite.

Sont conseillés pour les jambes lourdes et les varices :
- la marche, mais aussi une activité sportive (natation, cyclisme, jogging, gymnastique douce), très efficace pour entretenir la circulation du sang grâce à l'action des muscles sur les veines ;
- la surveillance du poids, qui participe à l'alourdissement des jambes en ralentissant le flux veineux ;
- le drainage lymphatique des membres inférieurs ;
- une légère surélévation des pieds du bas du lit ;
- une douche froide des membres inférieurs, le soir ;
- la diminution des hydrates de carbones, graisses cuites, féculents, charcuteries et excitants.

Sont à éviter :
- les chaussures à talons trop hauts (plus de 5 cm) ou plats
- les chaussettes et pantalons serrés
- les bouillottes, les bains trop chauds, l'épilation à la cire chaude
- la station debout, le piétinement et la position assise prolongée, notamment jambes croisées,
- le tabagisme,
- les kilos superflus.

HUILE DE MASSAGE N° 9
CONFORT ET HYGIENE DES PIEDS

C'est un miracle permanent que d'arriver à marcher sur la petite surface de nos pieds !
Pensez que cet organe sensitif, qui vit et respire, possède une anatomie prodigieuse qui lui permet non seulement de porter tout le poids du corps, mais encore de le représenter dans sa structure.
La plante du pied fonctionne comme une pompe. Chacun des 20.000 pas de la journée fait remonter le sang des jambes vers le cœur. Et quelle anatomie ! 26 os, 21 muscles, 33 articulations, 107 ligaments, 300 glandes sudoripares au cm2. Véritable soutien pour tout le corps, le pied est un allié précieux, notre véhicule personnel. Raison de plus pour en prendre soin.
Mais si c'était justement lui qui prenait soin de tout notre corps ?
Les Chinois ont découvert, il y a plus de 5.000 ans, les vertus du massage de la plante du pied. Ils savaient que nos pieds, très riches en terminaisons nerveuses, possèdent des zones réflexes correspondant à tous les organes, glandes et parties du corps. A la tête correspondent les orteils ; les poumons, l'estomac, les intestins sont localisés sur la plante du pied alors que le talon est la région des organes génitaux. Ainsi, en massant certaines zones du pied, on peut activer par action réflexe le fonctionnement de l'organe correspondant. La réflexologie est une véritable thérapie qui vise à soutenir la vitalité corporelle, à améliorer la circulation sanguine, à libérer des effets du stress.

Coupe de la peau de la plante des pieds
(caractérisée par une grande richesse en terminaisons nerveuses)

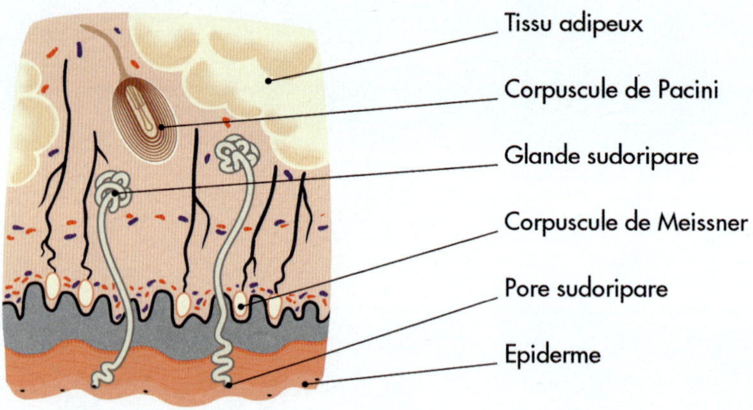

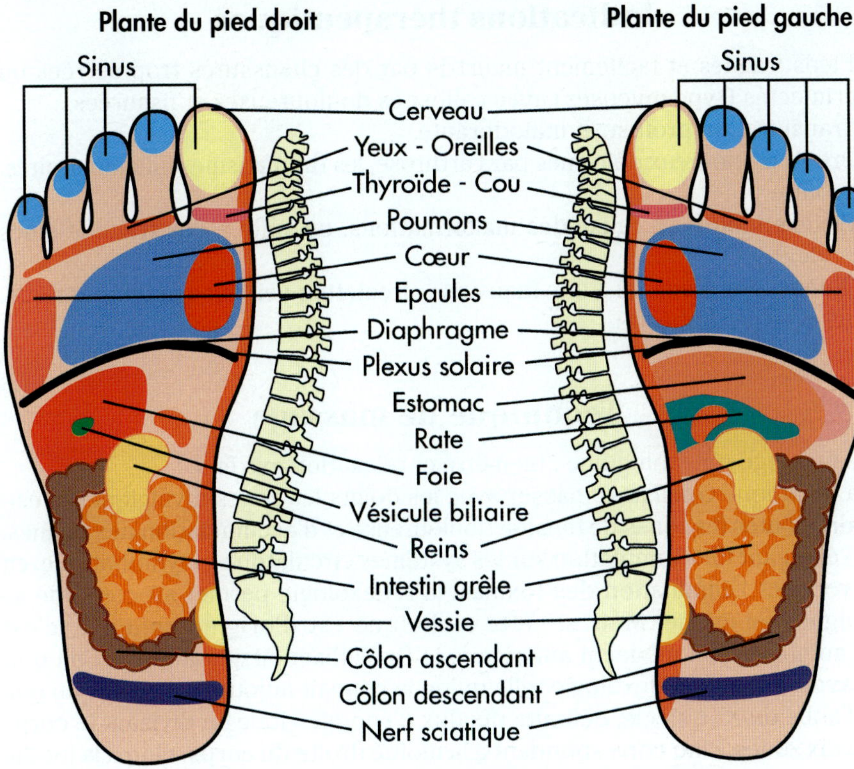

Synergie d'Huiles Essentielles spécifiques

Bois de Rose (*Aniba rosaeodora* o.p. bois)
Romarin (*Rosmarinus officinalis* s.b. 1,8 cinéole)
Menthe poivrée (*Mentha piperita* s.b. menthol)
Lavande aspic (*Lavandula spica* o.p. fleurs)
Menthe poivrée (*Mentha piperita* s.b. menthol)
Oranger amer (*Citrus aurantium* var. amara o.p. feuilles)
Association avec l'huile végétale de Macadamia (*Macadamia integrifolia*).

Le Bois de Rose active la circulation lymphatique. Le Romarin est un tonique circulatoire et musculaire qui, par la magie des points réflexes, va stimuler les organes concernés. La Lavande aspic et l'Oranger amer apportent leurs vertus délassantes. Par sa fraîcheur, la Menthe poivrée fait disparaître les mauvaises odeurs dues à la transpiration excessive et procure un soulagement immédiat des douleurs ainsi qu'une sensation de bien-être très agréable. L'impact général de cette huile de massage se traduit par une détente ressentie dans tout le corps.

Indications thérapeutiques

- Pieds fragiles et facilement meurtris par des chaussures trop serrées ou surinfectés (type mycoses) avec callosités douloureuses et fissurées.
- Transpiration profuse et malodorante.
- Orteils douloureux déformés par l'arthrose, les rhumatismes inflammatoires, la goutte.
- Pieds endoloris à cause des malformations, ou suite à des traumatismes accidentels.
- Œdème des pieds dû à une mauvaise circulation veineuse et lymphatique, aggravée par l'obésité.

Technique de massage

Le massage réflexologique : bien-être et relaxation extrêmes.
La technique consiste à masser avec les doigts les zones myalgiques, c'est-à-dire toutes les zones de tension douloureuse et d'accumulation des toxines. En exerçant une stimulation sur les systèmes circulatoire et lymphatique, en favorisant l'élimination des toxines, la réflexologie permet au corps de se soigner lui-même. Mais si cette technique est d'origine chinoise, c'est néanmoins à un médecin américain, le Dr William Fitzgerald, que l'on doit d'avoir défini la réflexologie telle qu'on la connaît aujourd'hui. C'est lui qui, à l'aube du XXe siècle, délimita dix flux d'énergie vitale en divisant le corps en dix zones, cinq correspondant à la moitié droite du corps, cinq à la moitié gauche. Des zones d'énergie qui aboutissent à la plante des pieds et à la paume des mains, ces dernières pouvant être massées comme les pieds.

Le premier bienfait d'une séance de réflexologie, c'est un bien-être immédiat, une impression de relaxation et de décontraction extrêmes. Comme si, d'une certaine manière, ce massage approfondi nous lavait de tous nos soucis. Si l'on peut réveiller sa propre force d'auto-guérison, ne pratiquez pas d'emblée seul(e) la réflexologie plantaire. Faites-vous masser (une seule fois peut suffire) et expliquer les mouvements à pratiquer, les pressions à exercer. Il n'en reste pas moins que se faire masser vous apporte une détente plus totale puisque vous n'avez qu'à vous laisser aller.

Une séance d'auto-massage

Installez-vous le plus confortablement possible, assis(e) le dos bien droit. Posez l'un de vos pieds sur la jambe opposée. En général, pour un massage complet, on suit la progression suivante en massant les points concernés :
- reins, uretère, vessie,
- tête,
- estomac, intestins, foie, pancréas,

- points lymphatiques (pour garantir l'élimination des déchets),
- tous les autres points sensibles.

On peut masser chaque point réflexe 2 minutes environ, voire 5. Si la zone est très sensible, n'appuyez pas de manière exagérée pour ne pas libérer trop brutalement les toxines.

Attention tout de même avant de vous lancer dans la réflexologie ! Sachez qu'en présence de certaines maladies il est recommandé de ne pratiquer aucun massage, à moins d'être un réflexologue expérimenté.
Mais il n'y a aucun danger si le soir, après une journée épuisante, vous massez vos pieds dans le simple but de vous détendre, vous relaxer et ressentir un bien-être de confort.

Prenez votre corps en mains

- De manière générale, et en dehors de toute nécessité thérapeutique, un bain de pieds chaud le soir, avec une cuillère de gros sel marin (effet antiseptique et apport d'éléments marins) apporte détente et relaxation à tout l'organisme. L'huile de massage pénétrera ensuite d'autant plus facilement, puisque les pieds seront bien réchauffés et les pores de la peau dilatés.

- Séchage parfait après lavage, notamment entre les orteils, pour éviter les mycoses.
- Effectuez un massage léger, le soir mais aussi le matin si nécessaire, en insistant sur les zones sensibles pour assurer une bonne circulation artério-veineuse.
- Marchez pieds nus (attention si vous êtes diabétique à bien désinfecter les petites plaies éventuelles) dès que l'occasion se présente, notamment sur le sable, la terre, les galets ou l'herbe.
- Essayez d'attraper des objets avec vos orteils (crayon, balle, etc.) pour muscler votre pied.
- Dans la journée, montez les escaliers sur la pointe des pieds : c'est un exercice très bénéfique pour les mollets, le dos, la silhouette.
- Allongé(e), les pieds nus, écartez vos orteils « en éventail », puis entraînez-vous à bouger orteil par orteil sans remuer les autres.
- L'ongle, protection de la dernière phalange, peut devenir un bourreau impitoyable si on ne le traite pas comme il se doit. Coupez les ongles au carré, et non en rond, brossez-les régulièrement sous la douche, voyez régulièrement un podologue.
- Si vos pieds sont gonflés, libérez-les et mettez-les en hauteur pour faciliter le retour veineux. Ensuite, vous pourrez les masser avec l'huile de massage.

HUILE DE MASSAGE N° 10
PREVENTION ET AMELIORATION DES DEFICIENCES RESPIRATOIRES

Elles sont légion, les infections respiratoires virales et bactériennes : rhumes, angines, toux, bronchites aiguës ou chroniques, entraînant dans leur sillage sinusites, laryngites, rhinites, otites aiguës, surtout chez les enfants.
A qui la faute ? A tout ! Au froid, au brouillard, aux chutes brutales de température, à la contagion dans les crèches, les écoles, les bureaux, à la climatisation, au tabac, à la pollution atmosphérique…
L'air est notre substance vitale. Nous en absorbons chaque jour des quantités impressionnantes. Une matière impalpable, essentielle à la vie, et qui pourtant n'est pas la même partout. L'air des villes est gorgé de poussières et de microbes, de particules microscopiques en suspension, voire d'ozone. C'est la raison pour laquelle la pollution devient réellement préoccupante. C'est la rançon de l'industrialisation, des combustibles et moteurs automobiles, des concentrations urbaines. Ajoutez-y les bactéries, plus des myriades de microbes nocifs : staphylocoques, streptocoques, bacilles de Koch (agent de la tuberculose)… et vous aurez alors un tableau à peu près réel de l'air que nous respirons.
Tout cela vous semble bien noir. Mais pas de pessimisme excessif !… L'anatomie des voies respiratoires est faite de telle façon que les poussières sont en grande partie filtrées, et l'être humain, heureusement, est pourvu de défenses immunitaires qui veillent au grain et lui permettent de lutter contre les microbes. Encore faut-il savoir les maintenir à un bon niveau !
Toux, difficultés respiratoires, essoufflements, douleurs thoraciques sont autant de signaux d'alarme pour le médecin, qui établira son diagnostic en tenant compte de l'âge, du poids, ainsi que de la qualité du terrain du malade (hypertension, diabète, problèmes digestifs ou autres). Bon nombre d'Huiles Essentielles ont un fort pouvoir antiseptique, elles détruisent les germes. Immunostimulantes, elle agissent sur le capital défense de l'organisme.

Synergie d'Huiles Essentielles spécifiques

Eucalyptus (*Eucalyptus radiata* o.p. feuilles)
Eucalyptus (*Eucalyptus globulus* o.p. feuilles)
Ravensare (*Ravensara aromatica* o.p. rameaux)
Romarin (*Rosmarinus officinalis* s.b. 1.8 cinéole)
Bois de Rose (*Aniba rosaeodora* o.p. bois)
Niaouli (*Melaleuca quinquenervia* o.p. feuilles, s.b. viridiflorol)

Menthe poivrée (*Mentha piperita* s.b. menthol)
Lavandin (*Lavandula hybrida* clone *abrialis* o.p. fleurs)
Association avec l'huile végétale de Macadamia (*Macadamia integrifolia*).

Le Ravensare et le Niaouli, par leurs propriétés immunostimulantes, ont un effet préventif contre les infections respiratoires auquel s'ajoute un effet curatif, car ce sont aussi des anti-infectieux (antibactériens, antiviraux).
L'Eucalyptus radiata, riche en 1.8 cinéole (eucalyptol) dégage la muqueuse respiratoire en facilitant l'expectoration des mucosités et l'oxygénation.
L'Eucalyptus globulus, spécifique des voies respiratoires basses, est un expectorant, un décongestionnant pulmonaire et un mucolytique ; il facilite les échanges gazeux au niveau des alvéoles pulmonaires.
La combinaison de Lavandin, Bois de Rose et Menthe poivrée joue un rôle de tonique musculaire et d'analgésique, et soulage les douleurs dues aux courbatures post-grippales.

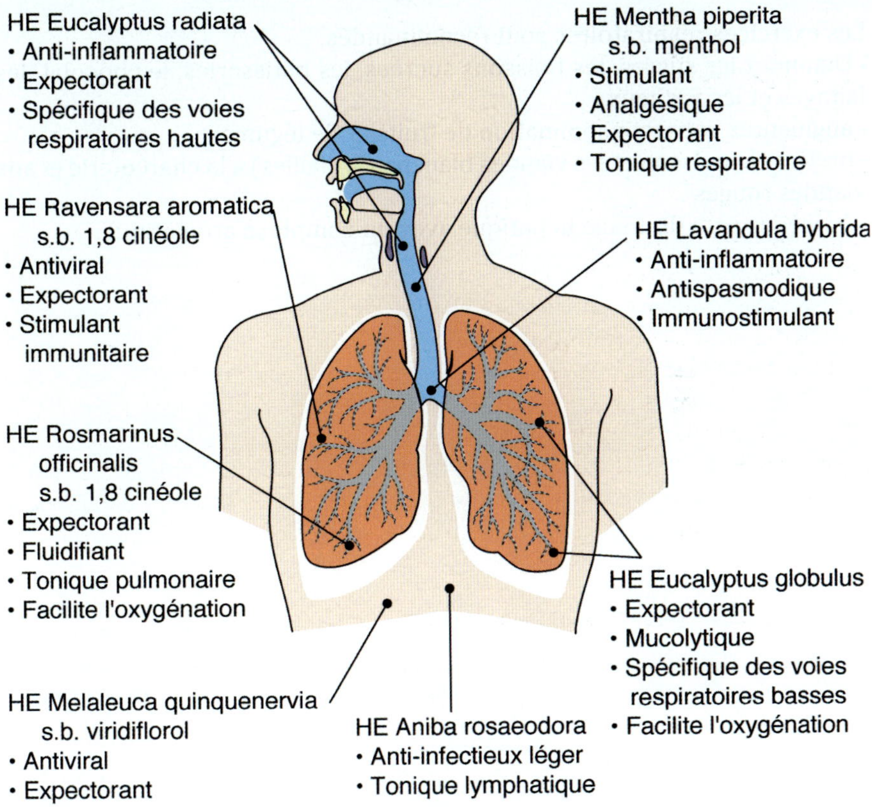

Indications thérapeutiques

- Suites de refroidissement, premiers frissons,
- état grippal et grippe,
- sinusite, rhume, pharyngite, otite, bronchite, toux, trachéite,
- asthénie générale, suite à des maladies infectieuses.

Technique de massage

- Etat grippal, frissons : massage aromatique énergique de tout le corps en évitant les aisselles et les parties génitales ;
- si la toux est déclarée : massez tout le dos et les bronches ;
- en cas d'otite : massage tout autour de l'oreille ;
- en cas d'angine, massez votre gorge en évitant la pomme d'Adam.

Une bonne hygiène de vie

Les exercices respiratoires sont recommandés.

- Diminuez les sucres, les boissons sucrées, les pâtisseries, le chocolat, les laitages et les farineux ;
- augmentez votre consommation de fruits et de légumes ;
- préférez le poisson et les viandes blanches (volailles) à la charcuterie et aux viandes rouges ;
- procédez à un drainage hépatique avec un complexe aromatique.

HUILE DE MASSAGE N° 11
VITALITE ET ENTRETIEN DU CUIR CHEVELU

Véritable baromètre, le cheveu révèle nos états physiques et psychiques. Nous possédons 100 à 150.000 cheveux, bien implantés sur notre cuir chevelu. Abîmés, cassants, fourchus, nos cheveux sont le reflet d'un mauvais état général. Or de beaux cheveux se méritent, et s'il est normal d'en perdre quotidiennement 30 à 50, lorsque leur chute s'accélère, il faut être vigilant.
Quand peut-on constater des chutes importantes ? Après un accouchement, un avortement ou une fausse-couche, à la suite d'un choc émotionnel violent (durant les guerres, certaines personnes sont devenues quasiment chauves en quelques jours), ou d'épisodes infectieux sévères.

Certains médicaments sont aussi incriminés dans la chute des cheveux (anticoagulants, antithyroïdiens, parfois antidépresseurs, et un bon nombre de médicaments inclus dans les traitements anticancéreux par chimiothérapie).
N'oublions pas non plus les régimes trop sévères et les causes locales, essentiellement liées à des traumatismes infligés aux cheveux (décolorations, permanentes mal maîtrisées surtout quand elles sont pratiquées à domicile).

Coupe du cuir chevelu

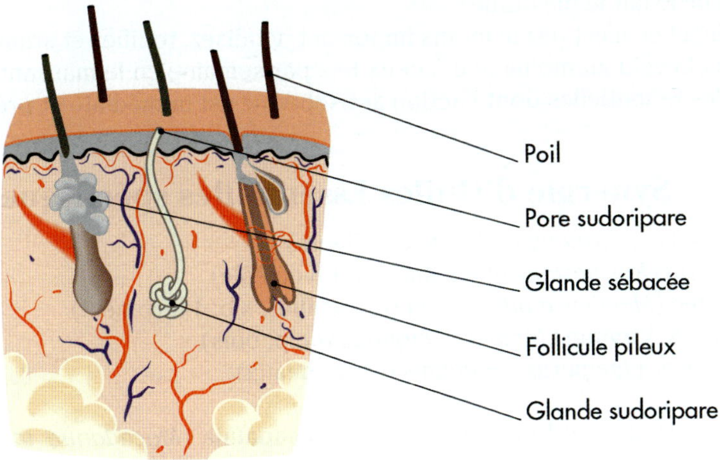

Coupe d'un cheveu

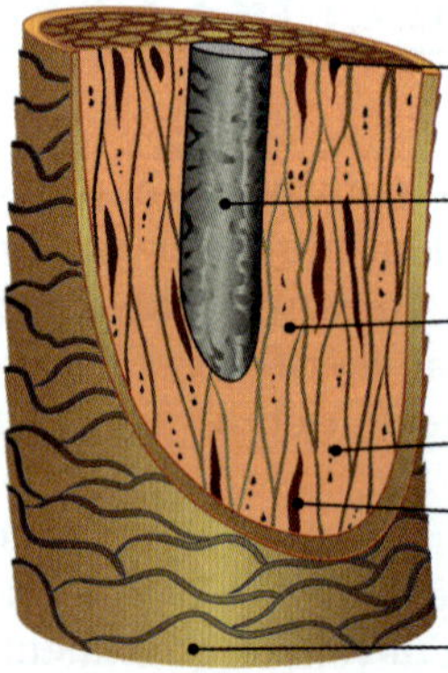

Maintenir vos cheveux et votre cuir chevelu en bon état, c'est assurer la beauté de votre chevelure. Plus vos cheveux sont sains, plus ils sont beaux.
Le plus important : veillez à la propreté de vos cheveux en les lavant aussi souvent que nécessaire. Choisissez attentivement votre shampoing en fonction de la nature de vos cheveux et de leurs problèmes spécifiques. Rincez longuement jusqu'à ce que vos cheveux crissent sous les doigts et terminez toujours par un jet d'eau fraîche, ce qui resserre l'écaille et rend le cheveu brillant.

Pour ne pas agresser vos cheveux, utilisez des peignes en corne naturelle et des brosses en poils de sanglier qui respectent infiniment mieux le cheveu que ne le fait le plastique.
Enfin, et ce n'est pas le moins important, vitalisez, tonifiez et stimulez votre cuir chevelu au moins une à deux fois par semaine en le massant avec des Huiles Essentielles dont l'action antiseptique est immédiate et préventive.

Synergie d'Huiles Essentielles spécifiques

Ylang-ylang (*Cananga odorata* o.p. fleurs)
Romarin (*Rosmarinus officinalis* s.b. 1.8 cinéole)
Tea-tree (*Melaleuca alternifolia* o.p. feuilles, s.b. 4-terpinéol)
Cèdre de Virginie (*Juniperus virginiana* o.p. bois)
Genévrier (*Juniperus communis* o.p. rameaux)

Association avec huile végétale de Macadamia (*Macadamia integrifolia*).
L'Ylang-ylang et le Genévrier agissent comme toniques capillaires ; le Romarin active la micro-circulation locale. Le Tea-tree est un bon antiseptique.

Indications thérapeutiques

- Chute des cheveux, pellicules.
- Démangeaisons du cuir chevelu.
- Séborrhées du cuir chevelu.
- Vitalité de la chevelure.

Technique de massage

A réaliser 10 minutes avant le shampoing. Attention, c'est votre cuir chevelu que vous décollez et faites bouger, et non vos doigts !

Penchez doucement la tête en avant tout en gardant la nuque souple. Avec le bout des doigts, tapotez et décollez d'une façon assez énergique toute la surface du crâne jusqu'à ce que vous éprouviez une agréable sensation de chaleur. Posez ensuite vos mains de chaque côté des tempes, les doigts légèrement écartés et bougez le cuir chevelu d'avant en arrière, puis de gauche à droite. Terminez en croisant les doigts sur la tête avant de descendre les mains de chaque côté vers la nuque en appuyant assez fortement. Répétez chaque mouvement 5 à 10 fois.

— TABLE DES MATIÈRES —

Editions MDB, 34300 Cap d'Agde

Imprimé en CEE